Louis Dor

AF824090

La fatigue oculaire et le surmenage visuel

Elibron Classics
www.elibron.com

Elibron Classics series.

ISBN 0-543-70486-6 (paperback)
ISBN 0-543-70485-8 (hardcover)

This Elibron Classics Replica Edition is an unabridged facsimile of the edition published in 1900 by J.-B. Baillière, Paris.

LES ACTUALITÉS MÉDICALES

La Fatigue Oculaire

et

Le Surmenage Visuel

LES ACTUALITÉS MÉDICALES

La Grippe, par le Dr L. Galliard, médecin de l'hôpital Saint-Antoine, 1 vol. in-16 carre, 100 pages avec 7 fig., cart. 1 fr. 50

Les États neurasthéniques, par le Dr Gilles de la Tourette, professeur agrégé à la Faculte de Médecine, médecin de l'hôpital Saint-Antoine, 1 vol. in-16 carré, 92 pages, cart. 1 fr. 50

Formes cliniques et Traitement des myélites syphilitiques par le Dr Gilles de la Tourette, 1 vol. in-16 carré, 92 pages cart. .... 1 fr. 50

La Diphtérie, par le Dr H. Barbier, médecin des hôpitaux, et G. Ulmann, interne des hôpitaux, 1 vol. in-16 carré, 96 pages avec 7 fig., cart. .... 1 fr. 50

Les Glycosuries non diabétiques, par le Dr Rocque, professeur agrégé à la Faculté de Lyon, médecin des hôpitaux, 1 vol. in-16 carré, 96 pages, cart. .... 1 fr. 50

Psychologie de l instinct sexuel, par le Dr Joanny Roux, médecin-adjoint (désigné) des Asiles d'Aliénés de Lyon, 1 vol. in-16 carré, 96 pages avec fig. cart. .... 1 fr. 50

Radiographie et Radioscopie cliniques, par le Dr L.-R. Régnier, chef du laboratoire de radiographie de la Charité, 1 vol. in-16 carré, 96 pages et 11 fig., cart. .... 1 fr. 50

Les Rayons de Rœntgen et le diagnostic de la Tuberculose par le Dr A. Béclère, médecin de l'hôpital Saint-Antoine, 1 vol. in-16 carré, 96 pages et 9 fig., cart. .... 1 fr. 50

Le Tétanos, par le Dr J. Courmont, agrégé à la Faculté de Lyon, médecin des hôpitaux, et M. Doyon, agrégé à la Faculté de Lyon, 1 vol. in-16, 96 pages et 4 fig., cart. .... 1 fr. 50

Les Régénérations d'organes, par le Dr P. Carnot, docteur ès sciences, 1 vol. in-16, 96 pages et 14 fig , cart. .... 1 fr. 50

Thérapeutique oculaire, *nouvelles médications, opérations nouvelles*, par le Dr F. Terrien, chef de clinique ophtalmologique à la Faculte de Médecine de Paris, 1 vol. in-16 carre, 96 pages et 12 fig., cart. .... 1 fr. 50

Les Auto-intoxications de la grossesse par le Dr Bouffe de Saint-Blaise, accoucheur des hôpitaux de Paris, 1 vol. in-16 carre, 96 pages cart. .... 1 fr. 50

Le Diabète, par le Dr R. Lépine, professeur à la Faculté de médecine de Lyon, médecin des hôpitaux de Lyon, 1 vol. in-16 carré, 96 pages, cart. .... 1 fr. 50

Le Rhume des foins, par le Dr J. Garel, médecin des hôpitaux de Lyon, 1 vol. in-16 carré, 96 pages, cart. .... 1 fr. 50

Diagnostic des maladies de la moelle, par le Dr Grasset, professeur de clinique médicale à la Faculté de Montpellier, 1 vol. in-16, 96 pages et fig. cart. .... 1 fr. 50

La Gastrostomie, par le Dr J. Braquehaye, professeur agrégé à la Faculté de Médecine de Bordeaux, chirurgien en chef de l'hôpital de Tunis, 1 vol. in-16, 96 pages et fig. cart ... 1 fr. 50

Anatomie clinique des centres nerveux, par le Dr Grasset, 1 vol. in-16, 96 pages et 11 fig., cart. .... 1 fr. 50

L'Appendicite, par le Dr A. Broca, chirurgien de l'hôpital Trousseau, professeur agrégé à la Faculté de Paris, 1 vol. in-16, 92 pages et 8 fig., cart. .... 1 fr. 50

Cancer et Tuberculose, par le Dr H. Claude, ancien interne des hôpitaux de Paris, 1 vol. in-16, 96 p. et fig., cart. 1 fr. 50

Les Albuminuries curables, par le Dr J. Teissier, professeur à la Faculté de Lyon, 1 vol. in-16, cart. .... 1 fr. 50

LES ACTUALITÉS MÉDICALES

La Fatigue Oculaire
et
Le Surmenage Visuel

PAR

LE Dr LOUIS DOR

CHEF DE LABORATOIRE A LA FACULTÉ DE MÉDECINE
DE LYON

PARIS

LIBRAIRIE J.-B. BAILLIÈRE ET FILS

19, RUE HAUTEFEUILLE, 19

1900

LA FATIGUE OCULAIRE

ET

LE SURMENAGE VISUEL

I. — INTRODUCTION

L'étude de la fatigue oculaire et du surmenage visuel serait très simplifiée si les physiologistes avaient établi d'une façon définitive la nature de la fatigue et du surmenage en général et si nous pouvions appliquer à l'appareil visuel des notions déjà courantes sur la fatigue d'appareils analogues.

Mais le problème n'a pas été envisagé de cette façon ; à part les expériences très précises sur la fatigue musculaire, faites avec l'ergographe, et auxquelles se rattachent plus particulièrement les noms de Kronecker et de Mosso, les autres expériences sur la fatigue ont eu pour but d'étudier les conséquences de celle-ci et son influence sur la circulation, la respiration et les échanges nutritifs plutôt que sa nature même. Quant au terme de surmenage, il est employé avec des acceptions différentes.

Il y a aussi un second point qui rend notre tâche un peu difficile, c'est que, dans l'obligation où nous nous sommes trouvé de chercher un lien commun aux manifestations de la fatigue des différentes fonctions de l'appareil visuel, nous avons été amené à chercher tout d'abord les lois générales du fonctionnement des différentes parties de cet appareil, et qu'il nous a semblé indispensable de nous placer dans cette étude physiologique à un point de vue tout différent du point de vue habituel; or le lecteur, qui n'aurait pas fait avec nous cette incursion dans le domaine physiologique, ne pourrait pas comprendre toute notre pensée, et c'est pourquoi il nous a paru nécessaire de faire précéder toute notre étude de la fatigue de considérations générales sur les phénomènes visuels.

I. — CONSIDÉRATIONS GÉNÉRALES

SUR LES PHÉNOMÈNES VISUELS ENVISAGÉS COMME UNE ASSOCIATION DE PHÉNOMÈNES RÉFLEXES

Les physiologistes modernes, tout imbus des principes cartésiens, rapportent tous les phénomènes au « moi »; ils distinguent, d'une part les sensations, d'autre part les mouvements dits volontaires et étudient les phénomènes réflexes dans un troisième groupe distinct des deux précédents. Cette façon d'envisager les phénomènes est toute naturelle, étant donné le fait de la conscience; mais si, au lieu de sentir et de vouloir nous-mêmes, nous nous bornions à juger ce que doivent être la sensation et la volonté en observant les êtres qui se meuvent autour de nous, la conception la plus simple serait d'envisager l'être humain comme un système de transformations d'énergie qui reçoit des impressions et les transforme en mouvements, autrement dit de ramener tous les phénomènes à des réflexes; or, à la condition de spécifier que la charge et la décharge du système nerveux diffèrent de celles d'un accumulateur par ce fait que ce sont des phénomènes conscients et d'envisager le « moi » comme la réunion des états conscients qui se succèdent, on peut, sans toucher aux problèmes psychologiques, se placer à ce dernier point de vue ; le grand avantage de cette façon de parler, c'est qu'il n'y a plus de différence absolue entre les impressions et les mouvements conscients d'une part et les impressions et les mouvements inconscients d'autre part ; et on s'aperçoit que cette conception correspond à la réalité, puisqu'il y a une série de transitions entre les impressions inconscientes et les impressions conscientes et les mouvements inconscients et les mouvements conscients ; l'appareil visuel peut être défini, si l'on adopte notre langage, *la réunion des appareils élémentaires dans lesquels se passent les divers reflexes inconscients et conscients que les vibrations lumineuses sont susceptibles de provoquer dans l'organisme humain ;* ou plus simplement, *l'appareil dans lequel se passe, chez l'homme, la transformation de la force lumière en d'autres forces physiques et chimiques.*

Cette façon de concevoir les phénomènes a l'avantage de ne rien préjuger : elle peut être acceptée par tout le monde puisqu'elle laisse absolument de côté toute discussion sur la nature même de la conscience, et d'ailleurs elle est conforme aux conceptions que commencent à émettre des physiologistes éminents (1) et des maîtres de la psychologie (2). Ce qui a constitué la pierre d'achoppement à laquelle se sont jusqu'à ce jour butés les physiologistes aussi bien que les philosophes, c'est le phénomène de l'attention et de la volonté. Nous avons la notion du phénomène volontaire, et c'est pour cela que nous n'acceptons pas immédiatement de considérer tous nos actes comme des réflexes et que nous ne définissons pas l'être vivant un système de transformateurs d'énergie. M. Ribot, en montrant que la sensation de la volonté n'est qu'un état conscient moteur, autrement dit que l'absence de mouvement qui accompagne cet état conscient n'est qu'apparente, a fait faire un grand

(1) R. Dubois. *Leçons de Physiologie générale et comparée.* Lyon, 1898.

(2) Ribot. *Maladies de la volonté, Psychologie de l'attention.*

pas à la psycholgie moderne ; et d'autre part la conception anatomique moderne du système nerveux envisagé comme une agrégation de neurones fournit aux hypothèses scientifiques un langage plus clair. On peut dire que, dans les neurones, il se produit des états conscients qui sont les uns sensitifs, les autres moteurs, que les états sensitifs se produisent dans les neurones qui sont en rapport avec les appareils de réception des impressions, et les états moteurs dans les neurones en rapport avec les appareils de mouvement, et que nous appelons volonté l'état conscient qui se produit dans certains neurones d'attente qui tiennent sous leur dépendance les neurones moteurs, mais qui ne sont pas directement en relation avec des muscles. Les quatre facultés de l'âme se réduisent ainsi à deux : il y a des états sensitifs conscients et des états moteurs conscients ; le système nerveux est un ensemble de neurones dans lesquels s'opère la transformation des impressions en mouvements et cette transformation s'opère soit avec conscience, soit sans conscience de notre part.

On le voit, nous ne parlons plus de sensations, de mouvements et de phénomènes réflexes, ou, si l'on veut, nous ne parlons plus que de réflexes, mais en donnant à ce mot un sens un peu différent de son sens habituel. Pour nous, le réflexe est le phénomène par lequel une force extérieure agissant sur l'organisme se transforme en une autre force émanée de l'organisme et nous ne voyons aucune raison physiologique de séparer absolument les réflexes inconscients des réflexes conscients ou les réflexes involontaires de ceux qui sont accompagnés de l'état conscient volontaire. Ce préambule était nécessaire pour que le lecteur comprenne bien le sens un peu spécial dans lequel le terme de réflexe sera employé dans le cours de cet opuscule.

Nous prétendons envisager l'appareil visuel comme la réunion d'une série de réflexes que nous étudierons l'un après l'autre et dont l'ensemble constitué l'appareil chargé de recevoir les impressions de lumière et de transformer les vibrations lumineuses en une série d'autres mouvements.

Pour être absolument logique jusqu'au bout, nous devrions étudier d'abord la vibration lumineuse, son action sur l'organisme et ne parler qu'en dernier lieu des appareils de protection de l'appareil visuel qui sont des appareils de perfectionnement, mais notre point de vue serait difficile à suivre et il nous serait difficile à nous-même de ne pas retomber constamment dans le langage courant; nous préférons adopter la subdivision suivante qui est basée sur un terrain anatomique et, sans réunir d'un côté les reflexes provoqués par la lumière, et d'un autre côté les réflexes provoqués par la chaleur ou le contact, étudier :

1° Les réflexes qui partent de l'œil et y aboutissent, ou *reflexes oculo-oculaires ;*

2° Les réflexes partant d'un point quelconque du corps autre que l'œil et donnant naissance à un mouvement dans l'un des muscles des yeux, ou *réflexes alio-sensitivo-oculaires*;

3° Les réflexes partant de l'œil et donnant naissance à un mouvement ailleurs que dans les muscles oculaires, ou *réflexes oculo-alio-moteurs.*

Voici l'énumération des différents réflexes des trois types :

1er GROUPE. — RÉFLEXES OCULO-OCULAIRES. — Les réflexes oculo-oculaires sont de deux ordres :

A. Réflexes de protection de l'appareil visuel.

B. Réflexes de vision proprement dite.

Mais il est à remarquer que la plupart des réflexes du premier groupe, tout en servant à protéger l'organe visuel, contribuent en même temps au perfectionnement de la vision.

Les réflexes de protection de l'appareil visuel sont :

1° Le réflexe palpébral;

2° Le réflexe pupillaire ;

3° Le réflexe pigmentaire;

4° Le réflexe lacrymal;

5° Le réflexe des glandes ciliaires;

6° Le réflexe meibomien;

7° Les réflexes vaso-moteurs.

Les réflexes de vision proprement dite sont :

1° Le réflexe de regard latéral;

2° Le réflexe de convergence et de divergence;

3° Le réflexe d'accommodation avec son satellite, le réflexe pupillaire d'accommodation ;

4° Le réflexe d'attention visuelle dite volontaire.

2e GROUPE. — RÉFLEXES ALIO-SENSITIVO-OCULAIRES. — Les réflexes du deuxième groupe sont tous ceux qui aboutissent à des mouvements de l'appareil visuel et dont l'excitation provient soit d'un des sens olfactif, acoustique, gustatif, soit d'une sensation cutanée; nous faisons rentrer dans ce groupe les sécrétions, les troubles vaso-moteurs, les œdèmes et les migrations pigmentaires rétiniennes lorsque ces divers mouvements ont été provoqués par une excitation viscérale.

3e GROUPE. — RÉFLEXES OCULO-ALIO-MOTEURS. — Les réflexes du troisième groupe comprennent tous les phénomènes moteurs qui se produisent dans l'organisme à la suite de sensations visuelles ou de sensations douloureuses de l'œil. Nous ne faisons pas de distinction absolue entre les mouvements incoercibles tels que l'éternuement par exemple et les mouvements dits volontaires, considérant simplement ces derniers comme des réflexes accompagnés d'un état conscient moteur spécial que nous appelons la sensation de volonté.

Nous ajoutons aux phénomènes moteurs consécutifs à l'excitation réflexe des nerfs craniens et rachidiens ceux qui sont produits par le système sympathique, tels que les œdèmes vaso-moteurs, les vaso-constrictions et les vaso-dilatations; enfin c'est dans ce groupe aussi que doit rentrer la coordination des mouvements pour la part où celle-ci dépend des sensations visuelles de l'espace et dont le fonctionnement défectueux aboutit au vertige oculaire.

Après avoir ainsi exposé en quelques mots comment nous comprenons la physiologie de l'appareil visuel en ramenant tous les phénomènes dont cet appareil est le siège à des réflexes, et en ajoutant que parmi ces réflexes les uns sont conscients et les autres inconscients, nous allons reprendre un à un les différents réflexes que nous avons mentionnés en montrant comment chacun d'eux fonctionne normalement et comment ils fonctionnent lorsqu'ils sont fatigués.

Cette étude analytique pourrait déconcerter les lecteurs si nous ne prenions soin de l'avertir que nous la considérons nous-même comme une analyse et que nous savons bien que cliniquement les choses ne sont pas aussi simples; des mouvements identiques sont produits par des excitations différentes et la même excitation peut produire des mouvements différents; le meilleur exemple que nous puissions donner est celui de la contraction pupillaire qui se produit d'une part sous l'influence de la lumière et d'autre part sous l'influence de la vision plus ou moins rapprochée; dans un cas, cette contraction pupillaire a pour but de limiter la quantité de lumière qui pénètre dans l'œil afin que le pourpre de Boll ne soit pas trop décomposé, et elle est surtout un réflexe de défense; dans l'autre cas, cette contraction a pour but d'adapter notre œil au regard à des distances différentes parce que les intensités lumineuses varient en raison inverse des carrés des distances; elle est alors surtout un réflexe de perfectionnement de la vision.

Argyll Robertson a bien montré que l'un de ces réflexes peut être intercepté alors que l'autre continue à fonctionner.

Un autre exemple est celui de la sécrétion lacrymale, qui peut être provoquée d'une part par des excitations de la cornée et de la conjonctive et d'autre part par des excitations de la sensibilité générale; enfin, pour bien faire comprendre notre pensée, nous dirons encore que le réflexe palpébral peut être provoqué soit par un attouchement de l'œil, soit par une lumière trop intense, soit encore par une sensation auditive.

L'arc diastaltique est différent dans ces trois cas, bien que le mouvement soit le même.

La vision s'effectue normalement lorsque tous les réflexes pris individuellement s'effectuent eux-mêmes normalement; mais lorsqu'un de ces réflexes est troublé, il en résulte, par induction ou inhibition, un trouble dans le fonctionnement des réflexes voisins. C'est là une loi générale. Il y a longtemps que l'on a décrit sous le nom d'amblyopies réflexes des phénomènes d'amblyopies consécutifs à des lésions nasales, dentaires, intestinales, etc., mais on n'a pas encore émis l'idée que ces amblyopies dites réflexes ne sont qu'une des manifestations de la loi générale que nous énonçons et une application particulière aux réflexes que nous avons appelés alio-sensitivo-oculaires.

Nous étendons cette loi aux réflexes oculo-oculaires proprement dits et nous prétendons qu'il y a des amblyopies, c'est-à-dire des modifications des réflexes de vision proprement dite qui sont provoqués par une altération de réflexes extra-oculaires ; ainsi, si nous supposons une lésion du réflexe pupillaire, nous pouvons voir survenir secondairement une amblyopie, de même que si le réflexe d'accommodation est troublé, on peut voir survenir une lésion du réflexe meïbomien, du reflexe lacrymal ou de n'importe quel réflexe oculaire proprement dit. Ainsi tous nos réflexes constituent un ensemble intangible; si l'un d'eux s'altère, les autres peuvent en subir le contre-coup.

C'est ainsi que, sous l'influence d'une lésion d'un réflexe habituellement inconscient, il peut survenir une hyperexcitation des réflexes conscients et que l'on peut voir les états conscients sensitifs ou moteurs devenir plus intenses.

Une modification du réflexe d'accommodation peut entraîner l'hyperexcitation du réflexe palpébral qui se traduit par une sensation lumineuse consciente plus intense et un mouvement de clignement exagéré; pour parler le langage courant, le malade n'a qu'une faiblesse d'accommodation, mais il prend secondairement de la photophobie et du blépharospasme.

Si donc nous étudions séparément chacun des réflexes oculaires, nous n'oublions pas que, cliniquement, une pareille dissociation n'existe pas et que la modification d'un système réflexe entraîne d'autres modifications mais après avoir fait l'étude analytique à laquelle nous allons nous livrer, nous ferons un résumé synthétique plus clinique dans lequel nous reprendrons le langage habituel.

Avant de commencer notre étude analytique, nous allons dire quelques mots sur la fatigue en général et sur la fatigue des réflexes en particulier.

II. — LA FATIGUE ET LE SURMENAGE EN GÉNÉRAL

La fatigue est produite par une accumulation de substances toxiques qui devraient s'éliminer par les reins et la sueur ou être détruites par une combustion complète; l'acide phosphorique, l'acide lactique et l'acide carbonique sont considérés comme les principaux toxiques que produit le travail.

Les recherches histochimiques dont nous parlons n'ont pas été poussées très loin; et si l'on trouve dans les ouvrages de Mosso (1), de Tissié (2), de Beaunis (3) et de Binet et Henri (4) des documents très importants sur les conséquences et les modalités de la fatigue, ainsi que sur les moyens d'étudier les réactions de l'organisme fatigué, on ne trouve à peu près rien sur la nature de la fatigue nerveuse. C'est peut-être l'action prolongée de la lumière sur les cellules nerveuses qui est la mieux connue, bien que les travaux faits sur cette question soient encore assez rudimentaires. Il résulte des travaux de Birnbacher (5), de Lodato (6), de recherches personnelles (7), que l'action prolongée de la lumière se manifeste par une modification de l'état chimique des noyaux des cellules visuelles. Les noyaux des cellules deviennent acides et se colorent comme les protoplasmas acides, les noyaux des cellules au repos se colorant comme les protoplasmas alcalins. Cette constatation montre que la fatigue nerveuse est une intoxication de même ordre que la fatigue musculaire. On peut penser qu'un fait observé à la fois dans les muscles fatigués et dans certaines cellules nerveuses est un fait général et que tout travail s'accompagne de la production de substances acides : lorsque ces acides ne s'éliminent pas, les cellules se comportent comme des cellules fatiguées (8).

On peut faire à la théorie que nous présentons l'objection qu'elle est peut être une généralisation un peu hâtive et qu'il ne faut pas conclure de quelques faits par-

(1) Mosso. La fatigue intellectuelle et physique.

(2) Tissié. La fatigue et l'entraînement physique, 1897.

(3) Beaunis. Eléments de physiologie, 3e édit., 1888.

(4) Binet et Henri. La fatigue intellectuelle. Bibliot. de pédagogie et de psychologie. 1898

(5) Birnbacher. *Arch de Græfe*, vol. XL Abth. V.

(6) Lodato. *Arch. d'oftalmologia*, 1895.

(7) L Dor Soc. franc. d'ophtalmologie, Congrès de 1896.

(8) Voir au sujet des substances produites dans la fatigue : Mosso. La fatigue intellectuelle et physique, 1896, 2e éd. pages 67 à 81,

ticuliers à une théorie générale, mais à supposer même que les choses soient un peu plus compliquées que nous ne le disons, et que l'on doive faire intervenir dans certains cas des modifications de potentiel nerveux ou bien, comme le soutient Pergens (1), une liquéfaction partielle de la la chromatine pour expliquer certains phénomènes physico-chimiques de la fatigue, à supposer que notre théorie soit très schématique, il n'en est pas moins vrai que toutes les fois que l'on a cherché dans un organe fatigué une réaction histo-chimique, on a trouvé cette réaction acide. Quelques physiologistes se bornent à dire que la réaction est devenue acide, d'autres cherchent à préciser la nature de l'acide en présence duquel ils se trouvent, mais l'opinion générale qui se dégage de la lecture des traités de physiologie, c'est que le fait capital de l'acidité n'est pas contesté.

On connaît, d'autre part, l'expérience de Ranke qui, injectant dans un muscle frais l'extrait d'un muscle fatigué, provoque l'apparition de la fatigue, et fait disparaître les manifestations de la fatigue dans ce muscle fatigué en le lavant par une injection d'eau salée. Cette double expérience démontre tout au moins qu'il y a dans le muscle fatigué des substances chimiques solubles.

Les symptômes de la fatigue sont un peu mieux connus que la pathogénie de cet état. On trouvera dans les ouvrages de Mosso et de Binet et Henri que nous avons déjà mentionnés, une série de documents très importants sur ce sujet. L'étude à laquelle s'est livré M. Dubois (2) sur la fatigue chez la pholade dactyle est une page très intéressante de la description symptomatique de la fatigue, parce que cet auteur a enregistré au moyen

(1) L'idée de Pergens vient d'être réfutée par Van Genderen Stort (Genootschap ter Bevording der Natuurkunde), Amsterdam, 4 février 1899.

(2) R. Dubois. La Pholade Dactyle. *Ann. de l'Univ. de Lyon*, p. 85.

d'appareils graphiques les courbes de contraction du siphon de la pholade lorsque cet animal a été fatigué expérimentalement et qu'il a pu observer d'une façon tout à fait schématique le type des contractions de fatigue.

M. Dubois a montré qu'il existait deux sortes de contractions sous l'influence des excitations : l'une locale qu'il appelle contraction primaire ou contraction de l'appareil avertisseur, et l'autre générale, qui est une rétraction de tout le siphon et qu'il appelle la contraction secondaire.

Or, M. Dubois a fait, d'après ses graphiques, les observations suivantes :

Si l'on fatigue, par des excitations répétées, le siphon d'une pholade entière, on voit s'allonger considérablement la durée de la contraction primaire, en même temps que son amplitude diminue.

La contraction secondaire n'apparaît plus que tardivement. La fatigue produite par l'action répétée d'un même excitant fait naître des réactions analogues à celle que l'on obtient en diminuant considérablement l'intensité de l'excitation, soit par l'éloignement du foyer, soit par l'emploi de radiations peu excitantes. A un moment donné, la fatigue peut être poussée assez loin pour que, sur un animal entier, la contraction secondaire fasse complètement défaut ; puis, si l'on continue l'excitation, c'est la contraction primaire qui disparaît à son tour et enfin l'animal tombe, au point de vue de l'excitation lumineuse, dans l'inertie complète, alors que l'on peut encore provoquer des contractions par l'excitation galvanique ou mécanique.

La première excitation est toujours suivie d'une contraction beaucoup plus forte que les suivantes.

Nous renvoyons le lecteur à l'ouvrage de M. Dubois pour les graphiques très démonstratifs qui accompagnent ces recherches.

Ainsi, lorsqu'on prend une pholade au repos, on constate dans la première excitation une augmentation de l'excitabilité, puis la série des phénomènes que nous avons mentionnés.

Ce fait cadre très bien avec ce que nous savons de l'action de tous les poisons narcotisants; à faible dose et au début, ils commencent par exciter. La morphine, le chloroforme, l'alcool produisent au début une augmentation d'excitabilité; la première réaction d'une pholade sous l'influence d'une excitation qui est en même temps la première intoxication, si l'on admet avec nous que le travail s'accompagne aussi bien dans les muscles que dans les cellules nerveuses de la production des substances toxiques, la première réaction, disons-nous, est une réaction plus forte que les autres, puis on observe l'augmentation de la durée qui sépare la contraction primaire de la contraction secondaire, et enfin le ralentissement de la contraction.

Dans l'organisme humain, on observe aussi, tout au début, une augmentation de l'excitabilité des réflexes, puis un retard dans l'apparition du réflexe et enfin une diminution de la contraction. Seulement, les phénomènes se compliquent très rapidement.

Dans la période où se manifeste un retard dans l'apparition du réflexe, il y a aussi un retard dans la disparition de la contraction; et comme les ordres de contraction se succèdent très rapidement, il arrive que les secousses deviennent subintrantes et, dès lors, on voit apparaître un phénomène nouveau : la tétanisation ou le spasme.

D'autres fois, il y a simplement du tremblement, ce qui est un degré atténué du spasme.

Ainsi, nous aurons toute une gamme beaucoup plus complète que chez la pholade et qui est la suivante : d'abord, augmentation de la contraction, tremblement, spasme, puis diminution de la contraction en passant aussi par une période de tremblement, enfin parésie.

M. Dubois a vu que la pholade pouvait être épuisée pour certaines excitations, alors qu'elle réagissait encore pour d'autres; chez l'homme, ce phénomène prend le nom d'anesthésie, parce qu'il y a épuisement de la totalité de l'arc diastaltique, y compris le neurone dit sensitif, lequel n'éprouve plus la modification que nous avons appelée l'état sensitif conscient; et comme les muscles réagissent encore à d'autres variétés d'excitations, on ne dit pas qu'il y a parésie. D'ailleurs, M. Dubois aurait dû, à notre avis, prononcer aussi le nom d'anesthésie; lorsqu'un animal ne réagit plus à la lumière, mais réagit encore à la piqûre, qu'a-t-il autre chose qu'une anesthésie à la lumière, si l'on emploie le langage médical habituel? Disons, si l'on veut, anesthéso-parésie de l'un des phénomènes réflexes, avec conservation des autres phénomènes réflexes.

Toutes ces considérations préalables étaient nécessaires pour faire comprendre au lecteur pourquoi, dans l'étude que nous allons faire, nous n'étudions pas, d'une part, la fatigue des neurones sensitifs et, d'autre part, la fatigue des neurones moteurs; mais que nous prenons successivement les différents appareils réflexes, dont l'ensemble constitue l'appareil visuel, et que nous cherchons à montrer comment se modifient ces réflexes sous l'influence de la fatigue.

En résumé, prenant l'un après l'autre les différents réflexes, dont l'ensemble constitue l'appareil visuel, nous allons montrer ce que deviennent, sous l'influence de la fatigue, ces réflexes qui passent par les deux phases progressives suivantes :

1° Hyperesthésie et exagération du mouvement réflexe;

2° Anesthéso-parésie.

Absolument comme cela a lieu chez la pholade dactyle.

Nous montrerons que. dans l'organisme humain, les réflexes se succédant avec une grande rapidité pour constituer ce que l'on appelle les mouvements soutenus, lorsque arrive la phase dans laquelle il y a un retard de la contraction dite secondaire et que les contractions deviennent subintrantes, on voit apparaître cliniquement :

1° Le tremblement;

2° Le spasme.

La fatigue n'étant pas produite toujours par des substances toxiques identiques et les individus ayant des réactions différentes, il en résulte que l'on ne peut pas toujours suivre la progression régulièrement croissante, qui va de l'hyperexcitabilité à l'anesthéso-parésie, en passant par le tremblement et le spasme. Quelquefois, on observe l'anesthéso-parésie presque d'emblée; dans ce cas, il y a lieu de penser que les autres phases ont été parcourues très rapidement. Dans d'autres cas, la fatigue s'arrête au tremblement ou au spasme et n'atteint pas l'anesthéso-parésie, mais rien ne dit que si l'on poussait plus loin l'expérience, on n'arriverait pas à ce dernier stade. Nous sortirions du cadre de notre travail, si nous parlions plus longuement de tous les faits très intéressants que nous avons effleurés. Nous renvoyons le lecteur au chapitre « Excitation et épuisement » du petit livre de M. Féré (1).

Quelle différence pourrons-nous faire entre la simple fatigue et le surmenage ? A ce point de vue, nous acceptons entièrement la définition qui se trouve dans l'ouvrage de Binet et Henri (2) et que nous reproduisons ici :

« *Le caractère distinctif du surmenage est dans le mode de* « *réparation de la fatigue ;* une fatigue normale est celle

(1) Féré. Sensation et mouvement, 1887.

(2) Binet et Henri. La fatigue intellectuelle, p. 334.

« qui se répare d'elle-même, sans qu'on y songe, sans « qu'on prenne de précautions spéciales, sans qu'on « change la moindre partie de son hygiène.

« Au contraire, il y a surmenage toutes les fois que la « fatigue qu'on éprouve exige pour sa réparation des « conditions exceptionnelles... *Si des moyens thérapeu-* « *tiques spéciaux doivent être employés pour réparer la* « *fatigue, on peut dire encore qu'il a surmenage.* »

Ainsi entre la fatigue et le surmenage, il n'y a qu'une différence de degré; et d'après ce que nous croyons pouvoir dire sur la nature même de la fatigue envisagée comme une intoxication acide, nous sommes conduits à penser que les cellules nerveuses fatiguées peuvent rapidement retrouver leur alcalinité normale, tandis que les cellules surmenées sont celles qui restent acides beaucoup plus longtemps.

Cette interprétation a l'avantage de cadrer assez bien avec les données cliniques. On sait que la fatigue et le surmenage se produisent au bout d'un temps très long chez certaines personnes et apparaissent, au contraire, très rapidement chez d'autres.

On peut supposer que chez ces dernières les diverses auto-intoxications par ralentissement de la nutrition ont déjà donné aux noyaux une réaction préalable légèrement acide et que, par conséquent, la plus petite quantité d'acides nouveaux que surajoute le travail aura vite fait de rendre franchement acides des cellules qui n'étaient pas franchement alcalines.

II. — SYMPTOMES DE LA FATIGUE OCULAIRE ET DU SURMENAGE VISUEL

I. — LA FATIGUE DES RÉFLEXES OCULO-OCULAIRES

1. — RÉFLEXES DE PROTECTION DE L'APPAREIL VISUEL

1. Le réflexe palpébral. — Nous ne devrions pas dire le réflexe palpébral, mais bien les réflexes palpébraux. En effet, le mouvement de clignement des paupières répond à des incitations sensitives venues de divers points, et, suivant la nature de l'excitation, la contraction réflexe qui répond à un but différent se produit par des voies anatomiques différentes. Il y a au moins quatre variétés de réflexes palpébraux et peut être davantage, et on comprendra tout de suite ce que nous entendons par peut-être davantage, si l'on réfléchit que le mouvement de clignement des paupières a pour buts principaux de balayer les poussières, de faire cheminer les larmes, de mettre l'œil à l'abri de la lumière, d'étendre uniformément sur la cornée la sécrétion meïbomienne, et de s'opposer aux ruptures vasculaires dans les efforts (coqueluche) et que tous ces phénomènes peuvent s'accomplir avec des variantes.

Evidemment les voies sensitives ne peuvent pas varier beaucoup; ce sont : le nerf optique, ou le trijumeau, exceptionnellement le nerf acoustique ou le système sympathique; les voies motrices ne peuvent être que le facial, l'oculo-moteur commun ou le sympathique. Mais l'identité des voies conductrices ne suffit pas pour que la totalité du réflexe soit identique. En effet, il y a une différence absolue entre le clignement des paupières produit par une lumière trop intense et le clignement produit par l'approche d'un doigt qui menace de toucher l'œil. Dans les deux cas, il a bien fallu que l'excitation chemine par le nerf optique et c'est bien le facial qui provoque le clignement; mais le premier des réflexes est purement optique, tandis que le second est plus complexe; il a fallu que l'impression produite par la vue du doigt aille faire naître l'idée que le doigt pouvait traumatiser l'œil et que cette idée provoque un ordre de contraction. Si l'on considère qu'il y a certainement deux centres sensitifs moteurs corticaux pour le mouvement du clignement : l'un optique et l'autre trigémellaire, il a suffi dans l'un des cas que l'excitation aille au centre optique par les voies optiques et s'y transforme en ordre de mouvement, tandis que dans le second cas il a fallu que l'excitation arrivée au centre optique soit transmise par des fibres commissurales au centre trigémellaire et c'est seulement alors qu'elle a pu donner naissance à un mouvement.

Les réflexes palpébraux sont généralement bilatéraux, toujours même d'après Langendorff (1); mais il est à remarquer que lorsqu'on a souvent cligné d'un œil soit pour voir mieux de l'autre, soit parce qu'il y a d'un côté une cause d'irritation qui n'existe pas de l'autre, il arrive un moment où le clignement peut devenir unilatéral.

Le clignement unilatéral est difficile parce qu'il implique un ordre simultané de mouvement à deux nerfs différents, qui sont habitués à ne pas agir ensemble : il faut, en effet, pour ne cligner que de l'œil gauche, par exemple, donner l'ordre de contraction simultané à la branche orbiculaire du facial du côté gauche et à la branche du releveur de la paupière de l'oculomoteur commun droit. Aussi faut-il une véritable éducation pour arriver au clignement unilatéral.

(1) Langendorff, *Arch. f. Anat. u. Phys.*, 1887.

Les réflexes palpébraux offrent cette particularité que, bien que subconscients, ils sont involontaires et nous sommes très heureux d'avoir à les étudier en première ligne; car ils nous montrent bien que si nous voulions séparer les réflexes conscients des réflexes inconscients, nous nous heurterions aux plus grandes difficultés. Dire qu'un réflexe est conscient, cela équivaut pour nous à dire qu'il n'est pas assez indispensable au fonctionnement de l'organe pour avoir émoussé, par sa répétition, l'état conscient et non qu'il est d'une essence particulière. Les réflexes qui deviennent le plus vite inconscients sont les réflexes médullaires; mais il y a beaucoup de réflexes médullaires qui restent conscients et de réflexes corticaux qui deviennent à la longue inconscients.

Les réflexes palpébraux sont des réflexes corticaux. La meilleure démonstration que nous puissions en donner est celle-ci, c'est que dans l'hémianopsie d'origine corticale, le réflexe manque. Ainsi, lorsqu'on recherche le signe de Wernicke et qu'on constate dans une hémianopsie que le réflexe pupillaire existe aussi bien du côté aveugle que du côté sain, on peut quelquefois constater que le réflexe palpébral manque du côté aveugle. Eckhard (1) démontre, d'autre part, qu'après l'ablation du cerveau, le réflexe ne se produit plus, même lorsque le nerf optique est intact.

D'ailleurs, les aveugles qui n'ont que le réflexe palpébral d'origine cornéenne ou conjonctivale et non le réflexe que nous étudions en ce moment ont, à ce point de vue, le même aspect, quelle que soit la cause de leur cécité, que celle-ci soit périphérique ou centrale.

Les réflexes palpébraux étant corticaux, mais devenus involontaires à cause de leur fréquente répétition, sont cependant, plus que d'autres réflexes subconscients,

(1) ECKHARD. *Centralbl. f. Physiol* IX, n° 10, p. 353.

aptes à redevenir volontaires. D'une part, nous n'avons jamais perdu notre empire sur eux, puisqu'il nous est toujours possible de les interrompre (lorsque Donders faisait à ses élèves un cours sur le clignement, il faisait le pari de rester une heure sans cligner) ; d'autre part, nous pouvons par la volonté transformer le réflexe palpébral en un acte utile pour le perfectionnement de la vision, nous faisons ici allusion à ce demi-clignement qui se produit chez les astigmates et les myopes et qui a pour but, non pas, comme on le dit souvent, de faire devant l'iris une fente sténopéique, mais bien d'appuyer sur l'œil, de façon à raccourcir son axe antéro-postérieur.

Le réflexe palpébral trigémellaire serait, d'après Mœbius (1), plus sensible chez les enfants que chez les vieillards. Il est, d'après Nagel (2), plus sensible au froid qu'au chaud.

Gilles de la Tourette (3) note son absence chez les hystériques, alors que le réflexe lacrymal persiste.

Il y a un fait à noter, c'est qu'après la section du facial, il y a encore un peu de clignement ; il est donc possible que le réflexe soit, non pas une excitation de l'orbiculaire, mais une cessation de tonicité du releveur ; si dans la paralysie faciale l'œil reste ouvert, c'est qu'il y a en même temps cessation de tonicité de l'orbiculaire ; l'orbiculaire n'interviendrait à l'état normal que dans l'action de fermer fortement les yeux.

On sait qu'il existe aussi un réflexe palpébral d'origine auriculaire ; ce réflexe devrait être étudié avec les réflexes du troisième groupe, mais il est trop peu important pour que nous en fassions une véritable étude.

Après ces notions sur la physiologie normale du clignement, voyons en quoi consistera la fatigue de ce réflexe.

(1) Mœbius. *Neurol. Beiträge*, Heft. IV, p. 108.
(2) Nagel. *Pfluger's Archiv f. d. Ges. Physiol.* LIX, p. 563.
(3) Gilles de la Tourette. Traité de l'hystérie, 1891, p. 325.

Nous avons dit que la fatigue se caractérisait, en général, par une exagération d'abord, puis une diminution de l'excitabilité des réflexes.

L'exagération de l'excitabilité se manifestera tout d'abord par le fait même qu'il faudra, pour le réflexe, provoquer une lumière moindre qu'à l'état normal, une excitation cornéenne moindre que l'excitation normale et une vibration acoustique moins intense. Autrement dit, la lumière et l'excitation conjonctivale ou cornéenne, ainsi que l'excitation auditive qui, à l'état normal, provoquent simplement le mouvement réflexe sans autre chose deviendront telles qu'elles paraîtront trop fortes et nous réagirons d'une façon différente. On dira que nous avons de la photophobie, de l'hyperesthésie cornéenne ou de l'hyperesthésie auditive, et notre décharge consistera à augmenter la fréquence de clignements, à augmenter leur amplitude et même à tétaniser l'orbiculaire (blépharospasme). Si le blépharospasme est produit par le réflexe conjonctival ou cornéen, c'est-à-dire par la voie trigémellaire, on peut voir la diminution du spasme survenir, non seulement par retour *ad integrum* si la cause d'excitation disparaît, mais aussi par épuisement, si la cause d'excitation augmente. C'est ainsi que l'on peut expliquer la cessation du blépharospasme par la dilatation forcée des paupières, opération pratiquée quelquefois d'après la méthode de dilatation forcée du sphincter anal dans le ténesme consécutif aux fissures à l'anus. On obtient, dans ce cas, par une excitation encore plus intense, une cessation du spasme, une anesthéso-parésie et si l'on profite de la période de deux ou trois jours dans laquelle le spasme a cédé pour guérir la fissure, on peut arriver à faire disparaître définitivement le spasme.

Avant d'arriver au blépharospasme, il y a une période dans laquelle les clignements sont seulement augmentés de fréquence. Le nombre de clignements par minute varie dans des proportions très considérables. On peut admettre qu'il est normal de cligner environ quatre à six fois par minute, dans la fatigue du réflexe palpébral, le nombre de clignements peut être porté à trente ou quarante à la minute. Avant d'arriver au blépharospasme, on voit survenir d'abord le tremblement sous forme de petites contractions cloniques de l'orbiculaire qui inquiètent quelquefois les malades peureux; la petite secousse, appuyant brusquement sur le globe oculaire détermine des mouvements brusques de celui-ci et les objets que nous regardons nous paraissent animés de mouvements saccadés. Quelquefois même, il apparaît des phosphènes et alors nous nous imaginons que nous sommes atteints d'une maladie de l'œil lui-même. Les phosphènes sont, il est vrai, beaucoup plus fréquents dans le cas où c'est un muscle droit interne qui est pris de contractions cloniques, et nous aurons à en reparler à l'occasion de la fatigue de la convergence.

En résumé, après la période d'hyperexcitation dans laquelle les clignements ont simplement augmenté, l'augmentation de la fatigue du réflexe palpébral d'origine sensorielle donne naissance à des contractions cloniques, au tremblement, puis au spasme, tandis que, pour la partie sensitive, on voit la photophobie augmenter ou les démangeaisons conjonctivales devenir des douleurs vraies; puis, apparaît dans la période ultime l'anesthéso-parésie du réflexe et les yeux se ferment en même temps que la photophobie est remplacée par une anesthésie à la lumière et la douleur par l'anesthésie; c'est l'état des yeux au moment du sommeil d'origine oculaire.

Nous devrions faire une étude plus complète de la photophobie, étant donnée l'importance de ce symptôme, mais nous considérons que la photophobie n'est pas uniquement une exagération de la partie sensitivo-sensorielle du réflexe palpébral; il existe une photophobie provoquée par la fatigue du réflexe pigmentaire, une autre par la fatigue du réflexe pupillaire; par conséquent, nous ne pensons pas qu'il y ait lieu, à l'occasion du réflexe palpébral, d'étudier plus complètement la sensation photophobique.

Pour bien préciser encore la différence que nous faisons entre la fatigue oculaire et le surmenage visuel, nous dirons :

L'augmentation du nombre des clignements, les contractions cloniques, les tremblements, les spasmes et la parésie des paupières consécutifs à l'hyperesthésie, à la photophobie et aux paresthésies conjonctivales, sont des modifications du réflexe palpébral, qui surviennent aussi bien dans la fatigue que dans le surmenage; mais lorsqu'il s'agit d'une simple fatigue, il suffit du repos d'une bonne nuit pour faire disparaître tous les symptômes, tandis que lorsqu'il y a surmenage, les symptômes persistent encore le lendemain matin, et il faut ou bien un repos prolongé ou bien l'addition de moyens thérapeutiques pour les faire disparaître. C'est dans le mode de réparation des troubles et non dans la nature de ces troubles qu'il faut chercher la différence qui sépare la fatigue du surmenage.

2. Le réflexe pupillaire. — Nous n'envisageons ici que le réflexe à la lumière, qui est nettement un réflexe du mésocéphale, par opposition au réflexe à l'accommodation, qui est un réflexe cortical. Le reflexe pupillaire est un type de réflexes inconscients, et les cas dans lesquels nous pouvons, par la volonté, l'empêcher de se produire, sont aussi rares que les cas où certains sujets peuvent arrêter les mouvements de leur cœur. Ce réflexe est essentiellement destiné à la protection de la rétine et du nerf optique, et non pas à la vision; il continue à se produire chez des malades qui ont une cécité corticale (Wernicke), et il est aboli chez une série de malades qui voient néanmoins très bien, à la condition que leur réflexe à l'accommodation soit conservé (signe d'Argyll

Robertson). Ces malades se plaignent seulement d'être éblouis à la grande lumière.

L'étude du réflexe pupillaire, qui a fait l'objet d'un nombre considérable de travaux, ne nous arrêtera pas longtemps, parce que nous considérons que toutes les discussions auxquelles on s'est livré ont été faussées par la notion erronée de l'absence de fibres dilatatrices ; les travaux de Gabrielidès (1) et de Grynfeltt (2), entre autres, ont mis en évidence l'existence du muscle dilatateur, et, par conséquent, nous ne pouvons considérer la dilatation de l'iris comme une position du repos ; on peut avoir des dilatations actives, et il existe certainement une innervation active de dilatation de la pupille ; l'étude du réflexe pupillaire est rendue très complexe par le fait que la pupille se contracte aussi sous l'influence de l'accommodation.

Cependant, il y a des faits qu'il est simple de constater et qui rentrent bien dans la loi générale de la fatigue des réflexes. Lorsque l'appareil visuel est fatigué, on observe, dans la première phase, une exagération du réflexe pupillaire, dans la deuxième période du spasme et finalement de la parésie. L'exagération du réflexe se constate par comparaison avec une personne reposée. On projette un faisceau lumineux très faible sur la pupille, et on remarque la rapidité et l'amplitude de la contraction chez la personne reposée, puis on fait la même expérience chez le sujet fatigué. On observe immédiatement que la contraction est beaucoup plus grande, mais, par contre, la durée beaucoup moindre. Cette recherche est simple, et tout le monde peut la faire.

Le tremblement de l'iris, nous voulons dire le tremblement de la contraction sphinctérienne, et non le tremblement de la membrane, est ce qu'on a appelé le hippus.

(1) Gabrielidès. *Arch. d'opht.*, 1898.
(2) Grynfeltt. Th. Montpellier, 1899.

C'est un phénomène normal chez le hibou et les animaux de nuit, et que l'on rencontre à un léger degré quelquefois chez l'homme. Il est beaucoup plus fréquent d'observer l'iridospasme, mais, à ce propos, nous devons remarquer que le spasme peut porter soit sur le sphincter et déterminer, dans ce cas, du myosis, soit sur la fibre dilatatrice, et déterminer alors de la mydriase spasmodique; comme dans la quatrième phase de la fatigue celle où l'on observe de la parésie, on peut voir aussi le myosis et la mydriase, cette fois, par parésie des fibres dilatatrices, dans le premier cas, et par parésie du sphincter dans le second cas. On comprend qu'il n'est pas facile à première vue, de reconnaître si une mydriase ou un myosis sont de nature spasmodique ou paralytique; il faut, pour interpréter ces cas, tenir compte de l'état des autres réflexes; si le réflexe palpébral, le réflexe cristallinien sont en état de spasme, il est bien probable que l'iris doit être aussi en état de spasme, mais tous ces faits ont été assez mal étudiés, et nous ne pouvons guère faire autre chose qu'attirer l'attention sur eux. C'est dans les soirées et les bals qu'il faut faire des observations sur l'état des pupilles; on trouve là les plus grandes différences, parce que les différentes personnes présentes sont plus fatiguées les unes que les autres.

Chez la femme, au moment de la ménopause, il y a souvent une mydriase de surmenage, qui, étant accompagnée de parésie accommodative, donne le change et fait penser aux prodromes de glaucome.

3. Le réflexe pigmentaire. — Le réflexe pigmentaire peut être ainsi compris : Sous l'influence de la décomposition de l'érythropsine par la lumière, le pigment rétinien descend le long des bâtonnets, afin de les recouvrir, de les mettre à l'abri de radiations lumineuses trop intenses et de permettre la régénération du pourpre. La preuve que le mouvement est bien un réflexe et que le pigment n'est pas attiré directement par la lumière nous est donnée

par le fait que la section du nerf optique interrompt les mouvements du pigment, et la preuve que ce réflexe est un mouvement secondaire, et non pas un phenomène visuel, c'est que l'excitation d'un œil provoque la descente du pigment dans les deux yeux. On peut même faire descendre le pigment dans la rétine, par l'insolation de la peau.

Le réflexe pigmentaire est donc un réflexe de perfectionnement de la vision, et non un réflexe de vision proprement dite.

Nous pouvons nous faire une idée assez exacte de la façon dont s'accomplit chez un individu donné le réflexe pigmentaire, par le temps qui s'écoule dans l'adaptation rétinienne à la lumière ambiante. Lorsque nous passons d'une chambre obscure dans un endroit très éclairé, ou réciproquement, nous sommes, dans ce cas, éblouis, et, dans l'autre cas, nous ne voyons absolument rien; petit à petit, l'éblouissement cesse dans l'endroit éclairé, et nous commençons à distinguer des objets dans une chambre obscure. Certainement, la contraction pupillaire contribue aussi, pour une part, à nous permettre de voir avec des éclairages très différents, mais pour s'assurer que le rôle de la pupille n'est, en somme, que secondaire dans l'adaptation rétinienne aux intensités lumineuses, il suffit de s'instiller de l'atropine ou de l'ésérine, et on verra que, malgré l'immobilité de l'iris, soit en mydriase, soit en myosis, il se fait une adaptation à la lumière ambiante.

Le réflexe pigmentaire se fatigue comme les autres; ce que nous connaissons surtout, c'est son ralentissement; il faut, chez les personnes fatiguées, un temps relativement plus long pour s'habituer à un éclairage donné que chez les personnes normales, le réflexe est devenu paresseux. Il peut aussi être en état de rigidité spasmodique; dans ce cas, lorsque le pigment est descendu, il ne remonte plus; lorsque l'éclairage diminue, parce qu'il est maintenu par une sorte de spasme; le malade est frappé d'héméralopie; on peut observer, dans la fatigue simple, un léger degré d'héméralopie, mais l'héméralopie essentielle véritable est, en général, consécutive à une intoxication plus sérieuse que celle de la fatigue.

Néanmoins, l'héméralopie légère peut si bien être un symptôme de fatigue que, presque chez tout le monde, il faut un éclairage plus intense le soir que le matin pour faire le même travail; on lira avec deux bougies le soir ce qu'on aurait lu avec une seule le matin, mais l'héméralopie par la fatigue n'atteint pas un degré tres important, et l'héméralopie est plutôt indirectement une cause de fatigue des yeux parce que, sous son influence, nous approchons davantage les objets, ce qui nous oblige à accommoder et à converger davantage.

Nous reviendrons, sur ce point, en disant un mot sur le rôle de la myopie dans l'apparition de la fatigue oculaire.

Quant à l'héméralopie de la rétinite pigmentaire, elle n'a pas à nous préoccuper ici.

4. Le réflexe de sécrétion lacrymale. — La sécrétion lacrymale est continue; il y a deux sortes de réflexes lacrymaux : l'un est cêlui de la sécrétion sous l'influence d'une excitation de la cornée ou de la conjonctive, l'autre est celui de la sécrétion sous l'influence d'une douleur physique ou psychique.

Le premier de ces réflexes peut être unilatéral, tandis que le second est bilatéral.

Le réflexe d'origine oculaire est provoqué par n'importe quelle excitation; mais il y a un fait plus spécial à noter, c'est qu'il est très facilement provoqué par le froid, tandis qu'il l'est beaucoup plus difficilement par le chaud. Comme nous allons trouver tout à l'heure un réflexe qui est exactement l'inverse, nous pensons que la sécrétion lacrymale réflexe a, entre autres attributions, plus particulièrement celle de garantir l'œil du froid. Les larmes sont chaudes au moment de leur sécrétion, et il semble très logique d'admettre qu'elles soient chargées d'entretenir non seulement l'humidité, mais encore la température normale de la cornée qui n'a pas de circulation sanguine, pas de vaso-moteurs et dont la régulation thermique doit être autre que celle des organes vasculaires; les larmes sont sécrétées surtout par les temps froids et aussi sous l'influence du vent qui active l'évaporation et produit secondairement du froid.

La fatigue de la sécrétion lacrymale d'origine oculaire se traduira par l'exagération de la sécrétion lacrymale.

La sensation de froid aux yeux pourra devenir consciente, et c'est ainsi que beaucoup de malades se plaignent de cette sensation (1).

Le réflexe lacrymal d'origine émotive est tout à fait différent du réflexe d'origine oculaire; nous en parlerons à propos des réflexes alio-sensitivo-oculaires.

La deuxième et la troisième phases de la fatigue ne sont pas représentées dans le réflexe lacrymal, mais la quatrième phase, celle de l'anesthéso-parésie, est représentée par l'arrêt de sécrétion lacrymale qui suit les douleurs fortes.

Chacun sait que, si les larmes surviennent à la suite d'une impression douloureuse, elles se tarissent, au contraire, d'une façon absolue si l'impression est celle d'une douleur extrême.

5. Le réflexe de sécrétion meibomienne. — La sécrétion meïbomienne, bien différente de la sécrétion ciliaire, a surtout pour but de garantir l'œil contre la cha-

(1) Nous nous sommes souvent demandé si l'expression populaire d'avoir « froid aux yeux » ne devait pas être attribuée à ce fait que les phénomènes de fatigue sont presque constants chez les neurasthéniques; peut-être a-t-on fait la remarque que toutes les personnes qui se plaignent du froid aux yeux (et les oculistes en ont tous vu) sont, en général, plus ou moins fatiguées, et a-t-on dit, par opposition, en parlant de sujets très robustes : celui-là, au moins, n'a pas froid aux yeux. Nous livrons cette interprétation pour ce qu'elle vaut.

leur. La cornée se trouve recouverte d'une substance huileuse qui ne laisse pas passer les radiations caloriques. Le clignement a, parmi ses attributions, celle de répartir également cette sécrétion.

La chaleur provoque une augmentation de la sécrétion meibomienne; on dira peut-être que cette action est directe et non réflexe. A cela nous répondrons que les expériences de M. Arloing (1) auxquelles nous renvoyons le lecteur ont fait justice de cette hypothèse.

La sécrétion meïbomienne a, comme toutes les sécrétions, des nerfs moteurs et des nerfs sensitifs; elle est donc réflexe.

Nous venons de voir que la sécrétion lacrymale semblait spécialement destinée à empêcher le refroidissement de la cornée, celle-ci nous semble spécialement destinée à empêcher son échauffement; il y a donc une certaine balance entre ces deux sécrétions; d'ailleurs quelques malades font très bien la distinction; on entend dire à certains d'entre eux qu'ils ont les yeux secs dans la journée et collés le matin; l'association des deux sécrétions se rencontre cependant assez fréquemment dans la fatigue, et, dans ce cas, les malades accusent leurs larmes d'être trop chaudes : « les larmes me brûlent les yeux », disent-ils.

La fatigue du réflexe meïbomien est bien connue; la sécrétion s'exagère à tel point qu'elle ne peut plus être étalée en nappe uniforme, les glandes expulsent de petits boyaux graisseux qui, passant devant la cornée, donnent aux malades des sensations de mouches volantes.

Il y a une fatigue de la sécrétion meïbomienne qui est presque une fonction; nous voulons parler de la sécrétion exagérée qui se produit le soir et qui aboutit à l'agglutination des paupières. Lorsque la fatigue du réflexe palpébral a fait disparaître à la fois la tonicité du

(1) Arloing. *Arch. de physiol.* 1890 et 1891 *Congrès de Berlin.*

releveur et celle de l'orbiculaire des paupières, l'occlusion de la fente palpébrale ne serait pas complète s'il n'intervenait pas un facteur nouveau. Ce facteur est précisément la sécrétion meïbomienne qui enduit les lèvres de la fente palpébrale d'une couche agglutinante très légère, laquelle contribue à maintenir le contact des bords des paupières ; cette couche est beaucoup plus abondante les jours où nous sommes fatigués que les jours où nous ne le sommes pas, et elle continue à être sécrétée aussi longtemps que la cornée ne se refroidit pas. Si l'on vient à mettre de l'eau froide sur les paupières, immédiatement le réflexe lacrymal qui s'était ralenti reprend le dessus et, les larmes balayant la sécrétion meibomienne, les paupières ne peuvent plus adhérer. La sécrétion meibomienne n'est pas uniquement un réflexe d'origine oculaire, et d'autres voies sensitives peuvent le déterminer, mais nous n'avons pas à en parler maintenant.

D'une façon générale, l'exagération de la sécrétion meibomienne est un symptôme de fatigue et elle se rencontre principalement lorsque l'œil a été exposé à des radiations caloriques, ou lorsque, sous l'influence de la congestion des yeux et des paupières que produit le travail soutenu, les tissus oculaires ont, pendant longtemps, subi une trop abondante irrigation sanguine. L'exagération de la sécrétion meïbomienne est toujours accompagnée d'une vascularisation plus grande qu'à l'état normal, et l'excès de la sécrétion se trouve en général accumulé dans les culs-de-sac conjonctivaux. Il n'en faut pas davantage pour que les médecins prononcent le nom de conjonctivite et prescrivent un collyre astringent ou caustique. Ce collyre ne fait pas de mal lorsqu'il est froid puisqu'il provoque la sécrétion lacrymale qui est antagoniste de la sécrétion meïbomienne, mais il est au moins inutile, et, quant aux cautérisations qui provoquent un larmoiement très intense, nous pensons qu'il ne faut en user que chez les malades qui ne les sentiront pas trop, et les rejeter complètement chez les enfants jeunes et les femmes, parce que le remède est pire que le mal; la sécrétion trop abondante est, comme les sécrétions paralytiques, dépourvue de pouvoir bactéricide, et l'on voit survenir facilement des infections microbiennes des glandes meibomiennes (chalazions) chez les personnes fatiguées, parce que leur sécrétion meïbomienne est devenue paralytique.

6. LE RÉFLEXE DE SÉCRÉTION CILIAIRE. — La sécrétion des glandes sébacées des cils est aussi certainement d'ordre réflexe comme toutes les sécrétions, mais nous ne sommes pas absolument fixés sur le point de départ et le trajet du réflexe. C'est encore M. Arloing qui nous a fait connaître les nerfs moteurs de cette sécrétion.

L'exagération de la sécrétion ciliaire produit une zone de rougeurs à la base des cils, et les glandes sébacées ciliaires devenues turgescentes, facilement oblitérées par des poussières ou par la sécrétion elle-même qui se déssèche, paraissent comme de petits boutons à la base de chaque cil. Si, par hasard, ces boutons s'infectent, ce sont alors des orgelets qui se déclarent, mais ceci sort complètement de notre sujet.

L'exagération du réflexe ciliaire est mal interprétée par les médecins et ceux-ci, au lieu de comprendre qu'il s'agit d'une manifestation de fatigue, pensent immédiatement à une inflammation et prononcent le mot de blépharite. La diminution du réflexe qui se traduit par une sécheresse du bord palpébral et une sensation de démangeaison est appelée blépharite eczémateuse, tandis que l'exagération du réflexe est appelée simplement blépharite glandulo-ciliaire.

Parmi les pommades que l'on emploie, il y en a qui sont utiles : ce sont celles qui contiennent des antiseptiques parce qu'elles préviennent le développement des orgelets ; mais les autres ont surtout pour but de faire prendre patience au malade qui guérira toutes les fois qu'il se reposera et retombera malade toutes les fois qu'il aura travaillé un peu trop, jusqu'à ce qu'on ait trouvé la cause véritable de l'exagération du réflexe et qu'on ait pu la supprimer. Cette cause est très fréquemment le surmenage visuel qui survient chez les hypermétropes et les astigmates en raison même de leur défaut de réfraction.

7. Les réflexes vaso-moteurs. — Les réflexes vasomoteurs entrent pour une part considérable dans les phénomènes de fatigue oculaire, mais malheureusement ils sont très mal connus.

La fatigue produit non seulement des vascularisations vaso-paralytiques de la conjonctive, mais encore des phénomènes vaso-constricteurs et vaso-dilatateurs dans la rétine et le nerf optique; le réflexe est ici principalement trophique, c'est-à-dire que là où un organe travaille et où il se fait des échanges nutritifs le sang est appelé; lorsque le réflexe s'accomplit normalement, tout rentre dans l'ordre. Mais si le réflexe est exagéré, on voit persister des vaso-constrictions ou des vaso-dilatations et survenir des œdèmes lorsque le travail a cessé depuis longtemps. L'œdème des paupières par fatigue est bien connu; on dit de quelqu'un qu'il a les paupières battues pour dire qu'elles ont perdu leur souplesse et qu'elles sont un peu gonflées, et on sait que ce symptôme apparaît non seulement dans la fièvre et à la suite d'émotions morales, mais aussi à la suite de la fatigue; il y a même un réflexe très mal connu qui se surajoute à l'œdème, c'est le réflexe de pigmentation de la peau des paupières dans lequel les cellules chromatophores de Langerhans subissent des migrations qui les rendent plus apparentes; le pigment se manifeste surtout dans la zone qui entoure l'orbiculaire; et comme elle affecte une forme générale arrondie, on dit du malade qu'il a les *yeux cernés*.

Ce réflexe est identique à celui qui produit la pigmentation de l'aréole du mamelon chez la femme enceinte et il est fréquemment secondaire à une fatigue d'origine génitale, mais il est aussi très souvent un réflexe franchement oculo-oculaire de surmenage de l'appareil visuel.

Il existe aussi un œdème léger de la papille qui est simplement un trouble vaso-moteur de fatigue; la simple rougeur ou la pâleur de la papille sont les manifestations fréquentes de début de cet œdème qui n'arrive d'ailleurs jamais au point de pouvoir être confondu avec un œdème pathologique.

Enfin, si nous songeons encore à la pathogénie de la migraine ophtalmique et si nous envisageons celle-ci comme un spasme vaso-moteur dans la sphère visuelle du lobe occipital, nous en arrivons à considérer ce spasme qui est fréquemment secondaire à des excitations d'origine gastrique comme pouvant aussi, dans certains cas, être secondaire à une excitation de l'organe visuel, et nous pouvons admettre par extension que toutes les migraines d'origine oculaire sont provoquées par des spasmes vaso-moteurs réflexes à point de départ oculaire. Sans vouloir nier la part considérable qui revient à l'épilepsie larvée dans la pathogénie des migraines intermittentes vraies, nous pouvons dire qu'il y a des douleurs de tête que les malades appellent des migraines et qui sont attribuables à des phénomènes vaso-moteurs dans la circulation méningée ou cérébrale. Malheureusement, il y a dans toutes ces dernières considérations un côté hypothétique qui en diminue l'intérêt, aussi nous ne nous attarderons pas davantage sur ce point.

2. — RÉFLEXES DE VISION PROPREMENT DITS

Tant que nous avons parlé des réflexes de protection de l'appareil visuel, nous avons été certainement suivi par tous nos lecteurs ; mais en abordant maintenant l'étude des réflexes de vision proprement dits, nous devons quelques explications préalables. On sait que jusqu'à ces dernières années on croyait à l'existence de centres moteurs corticaux, distincts des centres sensitifs. Mais les travaux de Flechsig, de Knies, de Monakow, de Redingius, pour ne citer que quelques noms, nous apprennent qu'il n'existe dans le cerveau que des centres sensitivo-moteurs et des fibres d'association ; pour parler le langage de ces auteurs, nous désignerons comme eux les centres sensitivo-moteurs sous le nom de « sphères de projection », et les fibres unitives sous celui de « sphères d'association ». Les sphères de projection sont constituées exactement sur le même type que les systèmes réflexes élémentaires en ce sens qu'elles comprennent des neurones centripètes et des neurones centrifuges; mais au point de vue physiologique, les phénomènes sensitifs et moteurs qui se passent dans ces sphères sont infiniment plus compliqués que les réflexes médullaires. C'est cette extrême complication qui a été la raison pour laquelle on a toujours séparé les phenomènes réflexes des autres phénomènes cérébraux, mais il suffit de supprimer par la pensée le temps qui sépare une excitation sensitive de la réponse motrice pour se rendre compte qu'il n'y a pas une différence fondamentale entre les réflexes élémentaires et les phénomènes psychiques les plus compliqués.

L'appareil visuel est constitué par l'association de plusieurs sphères de projection que l'on peut ramener à quatre principales.

Le premier système que nous désignerons sous le nom de *réflexe de regard latéral* peut se comprendre de la façon suivante : lorsqu'un objet survient brusquement dans une partie de notre champ visuel sur laquelle nous ne dirigions pas notre attention, nous portons immédiatement notre regard sur cet objet.

Ce réflexe est évidemment bien différent de tous ceux que nous avons étudiés jusqu'à présent, puisque l'objet est vu et qu'il est par conséquent nécessaire que les centres corticaux de la vision entrent en jeu.

Le deuxième réflexe de vision proprement dite est le *réflexe de convergence* et *divergence*; lorsqu'un de nos yeux fixe un objet, l'autre œil se porte sur cet objet par un mouvement absolument involontaire, ainsi que nous le montrerons.

Le troisième réflexe est le *réflexe d'accommodation aux distances qui est plus ou moins lie au réflexe de convergence.*

Le quatrième réflexe de vision est le *réflexe d'attention visuelle* que nous définirons au moment où nous aurons à étudier les manifestations de fatigue qu'il présente.

L'ensemble des quatre systèmes de réflexes constitue l'appareil sensoriel et l'appareil moteur de la vision.

Ainsi que nous l'avons dit, ces systèmes réflexes sont assez compliqués : aussi est-il possible de les décomposer et de les étudier dans leur partie sensorielle et dans leur partie motrice, ce qui ne nous était pas possible pour les réflexes élémentaires.

Après ces considérations préliminaires, nous allons étudier la fatigue de ces réflexes.

1. LE RÉFLEXE DE REGARD LATÉRAL. — La partie sensorielle de ce réflexe est représentée par la vision indistincte que nous avons dans le champ visuel périphérique et la partie motrice par les mouvements conjugués de latéralité des yeux.

Fatigue des champs visuels. — La fatigue du champ visuel a fait l'objet d'un nombre assez considérable de recherches.

Les premiers oculistes qui l'ont étudiée ont pensé que le siège de cette fatigue devait être dans la rétine, et c'est pourquoi de Graefe, en 1865 (1), décrit, sous le nom d'« anesthésie de la rétine », le type que nous allons étudier. Fœrster (2) a décrit sous le nom de « Verschie-

(1) *Klin. Mon. f. Augenh.* III.
(2) *Klin. Mon. Bl.* 1877.

bungstypus », c'est-à-dire « type de déplacement latéral », un phénomène de fatigue, qui a eu le mérite d'attirer l'attention d'un grand nombre d'ophtalmologistes. Ce type de fatigue consiste dans le phénomène suivant : lorsqu'on explore au campimètre le champ visuel d'un œil, après avoir fermé l'autre, si l'on dit à la personne que l'on examine de fixer le centre du campimètre et que l'on inscrive le point où un objet devient apparent, lorsqu'on l'introduit dans le champ visuel, sur une ligne horizontale, passant par le milieu du campimètre, puis le point où l'objet cesse d'être vu lorsqu'il sort du champ visuel par le côté opposé, sur la même ligne horizontale, et que l'on recommence l'expérience en introduisant, la seconde fois, l'objet par le côté par lequel il était sorti, et en le faisant sortir par le côté par lequel il était entré, toujours sur la même ligne horizontale, on remarque que les points d'entrée et de sortie du côté gauche, ainsi que les points d'entrée et de sortie du côté droit, ne se correspondent pas; l'objet est toujours vu de beaucoup plus loin lorsqu'il entre dans le champ visuel et qu'il commence à être vu que lorsqu'il sort du champ visuel et qu'il cesse d'être vu. Si l'on recommence l'expérience dans d'autres lignes que la ligne horizontale, et qu'on réunisse ensuite par une ligne les différents points que l'on a marqués, en ayant soin de réunir, par une même ligne, les points qui correspondent aux expériences faites en allant de droite à gauche, et par une autre ligne les points correspondant aux expériences faites en allant de gauche à droite, on obtient ainsi le dessin schématique de deux champs visuels, et il est très frappant de voir que ces deux champs, qui ont la même surface et le même aspect général, paraissent avoir glissé l'un par rapport à l'autre, ce qui explique l'expression de « type de déplacement latéral ».

Les ophtalmologistes allemands ont écrit de longs articles sur le type de Fœrster, et chacun a repris cette étude avec une variante. Ces recherches n'ont pas été infructueuses, car, en 1886, Schiele (1) annonça ce fait important que, lorsqu'on avait étudié la fatigue du champ visuel de l'un des yeux, si l'on venait à examiner l'œil fermé jusque-là, on observait d'emblée le type de fatigue, comme si l'œil n'avait pas été fermé. On pouvait donc en conclure d'une façon indubitable que l'anesthésie dite rétinienne provoquée par la fatigue était une anesthésie corticale, occipitale, puisqu'elle était la même pour les deux yeux, aussi bien pour l'œil fatigué que pour l'œil reposé. Schiele poussa plus loin ces recherches, et il démontra que l'on peut fatiguer seulement un quadrant ou un secteur de l'un des yeux, et que l'on retrouvait toujours la fatigue dans le quadrant ou le secteur correspondant de l'autre œil. Il établit aussi qu'à chaque examen nouveau l'anesthésie s'était étendue de 2°, et que l'on arrivait ainsi progressivement au rétrécissement concentrique des champs visuels.

Morawsik (2) montra que l'on peut aussi déterminer, dans un œil, des scotomes de fatigue, et que des scotomes correspondants apparaissaient dans l'autre œil. Nous renvoyons aux articles originaux ceux que la question intéresse, et nous leur signalons aussi les articles de Frankl-Hochwart et Topolanski (3), de Wolffberg (4), et de Parinaud (5). Enfin, toute cette question se trouve résumée dans le chapitre consacré à la fatigue du champ visuel dans l'opuscule de Baas (6).

Le fait le plus important à retenir, c'est que la soi-disant fatigue de la rétine, appelée *anesthésie* par Graefe,

(1) Schiele. *Arch. f. Augenh.*
(2) Morawsik. *Centralbl. f. Nervenh. 1887.*
(3) Frankl-Nochwart et Topolanski. *Beiträge zur Augenh.* 1893.
(4) Wolffberg. *Neurol. Centralbl.* 1892.
(5) Parinaud. *Anesth. de la rétine.* Acad. roy. de Belg., 1896.
(6) Baas. *Das Gesischtsfeld.*

est une fatigue localisée dans la sphère visuelle du lobe occipital.

Asthénopie de regard latéral. — L'étude de la fatigue du mouvement de latéralité des yeux est loin d'avoir attiré l'attention des ophtalmologistes au même degré que celle de la fatigue des champs visuels.

Cela tient probablement à ce qu'il a été évident pour tout le monde que le siège des mouvements de latéralité des yeux était cortical, tandis que l'on a cru, pendant longtemps, que l'anesthésie était la conséquence d'un trouble de la rétine, et non pas d'un trouble central.

Il est probable que, si l'on avait su d'emblée que l'on aboutirait à la conclusion qui s'est dégagée des recherches que nous avons analysées, on les eût abandonnées plus tôt, et nous n'en saurions même pas ce que nous en savons; car on comprend que, lorsqu'on veut étudier les phénomènes de fatigue cérébrale, on ne choisisse pas précisément les mouvements de latéralité des yeux qu'il est impossible d'enregistrer. Aussi ne devons-nous pas être surpris de constater que nous savons peu de choses sur la fatigue de ces mouvements.

Nous savons que cette fatigue existe et qu'elle se manifeste de deux façons, comme toutes les fatigues en général, soit par une excitabilité, soit par un ralentissement, avec sensation douloureuse.

Une personne fatiguée n'a pas le regard calme, elle regarde à droite et à gauche, et remue constamment les yeux, c'est là un des types de fatigue du regard latéral; mais, en général, lorsque les yeux ont à se mouvoir à droite et à gauche, d'une façon fréquente, on observe surtout le ralentissement de ces mouvements qui deviennent douloureux. Nous avons, à ce sujet, le souvenir d'avoir vu une tisseuse qui, en suivant des yeux sa canette pendant plusieurs heures, éprouvait une telle fatigue du mouvement de latéralité qu'elle commençait par suivre sa canette en faisant mouvoir sa tête et non ses yeux, puis qu'elle finissait par s'arrêter complètement, prise de vertiges et de douleurs localisées très nettement dans les muscles moteurs des yeux, et si, à ce moment, on lui demandait de lire ou de faire un travail quelconque qui ne nécessitât pas les grands mouvements de latéralité des yeux, elle n'éprouvait aucune difficulté à le faire.

2. Le réflexe de convergence. — Le premier auteur qui ait envisagé les phénomènes de convergence et de divergence comme des réflexes est Parinaud qui, dans son ouvrage (1), expose la question absolument comme nous la comprenons. Nous laissons à cet auteur la priorité indiscutable qui lui revient, mais nous avions eu la même conception que lui. Le fait sur lequel nous nous basons pour considérer le phénomène de la convergence comme un réflexe spécial est connu depuis fort longtemps, mais il était interprété d'une façon différente. Voici en quoi consiste le fait en question. Lorsqu'on place devant l'un des yeux d'une personne qui possède la vision binoculaire un prisme à base inférieure, on provoque toujours de la diplopie en hauteur, l'une des images étant superposée à l'autre; mais si l'on met l'arête du prisme en dedans ou en dehors, les images vues d'abord doubles ne tardent pas à se fusionner en une seule, à la condition que le prisme ne soit pas supérieur à 7°, lorsque l'arête est en dehors, et à 16° à 18°, lorsque l'arête est en dedans. Le fait de la fusion des deux images pourrait s'expliquer en supposant que les rétines qui ne sont pas impressionnées en des points symétriques peuvent néanmoins donner naissance à deux impressions capables de se réunir en une seule, et le phénomène serait alors une opération cérébrale, mais cette interprétation est renversée par l'objection suivante : c'est que si l'on regarde les yeux de la personne soumise à l'expérience, on voit qu'ils ne restent pas immobiles, mais

(1) Parinaud, La Vision, 1898.

qu'ils convergent ou divergent d'une quantité proportionnelle au degré du prisme employé, et qu'aussitôt que l'on enlève le prisme, les yeux sont de nouveau animés d'un petit mouvement en sens inverse; donc il se fait sous l'influence du prisme une divergence ou une convergence telle, que l'image pourra se projeter sur des points rétiniens symétriques; or ces petits mouvements de convergence et de divergence sont tellement de l'ordre des réflexes que nous ne pouvons pas les empêcher de se produire, et c'est même là un moyen bien connu de surprendre la simulation d'une cécité unilatérale. Le prisme n'est qu'un moyen d'étudier le réflexe et de démontrer son existence. Mais, dans les conditions de la vision normale, voici en quoi consiste le réflexe : lorsque nous fixons un objet avec un œil, l'impression visuelle détermine dans les centres un mouvement des muscles moteurs de l'autre œil qui a pour effet de diriger ce second œil sur le point fixé par le premier.

Les axes optiques peuvent diverger de 7° ou converger de 18°. Une fois la convergence de 18° établie, comme l'angle n'est pas suffisant pour nous permettre de voir à distances rapprochées, le second œil qui a été amené sur l'objet devient à son tour le point de départ d'un nouveau réflexe de convergence et détermine sur le premier œil un nouveau mouvement qui peut aussi aller jusqu'à 18°, de sorte que les yeux ont, en fin de compte, une convergence de 36°.

Le mouvement oscillatoire des yeux dans la lecture et le regard de près nous permet de voir encore beaucoup plus près; mais, dans ce cas, il est probable que nous n'avons plus la vision binoculaire, mais bien la vision alternante de l'œil droit et de l'œil gauche. D'ailleurs les chiffres que nous donnons n'ont rien d'absolu, ils expriment des moyennes.

Le mouvement réflexe de convergence et de divergence ne peut s'exécuter qu'à deux conditions, c'est que l'appareil récepteur de la sensation visuelle monoculaire soit normal et que l'appareil d'émission de la motricité des muscles des yeux fonctionne bien. La fatigue des mouvements réflexes de convergence et de divergence peut donc se présenter sous deux formes différentes : l'une sensorielle, l'autre motrice ; l'une dans laquelle c'est la sensation visuelle qui est modifiée, l'autre dans laquelle le mouvement de convergence ne s'effectue pas. Ces deux types de fatigue correspondent très exactement aux deux types très connus des ophtalmologistes qui ont reçu le nom d'anesthésie ou d'hyperesthésie rétiniennes et d'asthénopie musculaire ; nous verrons, à propos de l'accommodation, que le type décrit sous le nom d'asthénopie accommodative correspond aussi à la partie motrice du réflexe accommodateur.

Il est intéressant de remarquer en passant que les oculistes ont éprouvé dès 1866 le besoin d'avoir un mot pour exprimer la fatigue de convergence et la fatigue de l'accommodation et qu'ils ont créé le terme d'*asthénopie* qui signifie absence de force visuelle à un moment où les médecins n'avaient pas encore éprouvé le besoin d'un terme pour désigner l'absence de force nerveuse en général. Ces derniers ont employé dix ans plus tard le même radical grec pour le mot « neurasthénie » que les oculistes, qui avaient créé dès 1866 le terme « asthénopie ». Il ne faut pas confondre le terme asthénopie avec le terme *copiopie* qui exprime la fatigue visuelle et que nous retrouverons à propos de la fatigue du réflexe d'attention visuelle.

Certains oculistes ont fait et font encore cette confusion regrettable, mais nous espérons qu'ils se rendront bien compte de la différence qu'il y a entre l'absence de force nerveuse visuelle qui se traduit par des phénomènes sensoriels et la fatigue de l'attention visuelle qui est un trouble de la partie motrice d'un autre réflexe que nous étudierons plus loin.

Avant d'étudier la fatigue de la convergence dans sa partie motrice, nous allons dire quelques mots de la fatigue de ce réflexe dans la partie sensorielle. Cette fatigue se manifeste par une hyperesthésie, une paresthésie rétinienne ou une anesthésie, c'est à dessein que nous n'employons pas le terme d'*asthénopie retinienne*, parce que nous croyons que ce terme est mieux adapté à la fatigue du réflexe d'attention visuelle.

Nous reviendrons sur ce point en parlant de l'attention visuelle.

Fatigue de la macula rétinienne. — Nous avons déjà mentionné les observations de Fœrster et fait connaître le type de la modification périphérique du champ visuel par la fatigue.

Il était naturel que nous placions cette étude à côté de celle des mouvements de latéralité du regard lesquels sont commandés, lorsqu'ils sont réflexes, par des impressions lumineuses de la périphérie du champ visuel. Ici, avant d'étudier le phénomène de la convergence, nous envisageons la fatigue sensorielle de la rétine dans sa portion maculaire, laquelle commande la convergence. A priori, il est à supposer que la fatigue de la région maculaire de la rétine ressemble beaucoup à la fatigue de la partie périphérique; mais, en raison de la grande attention que nous portons sur toutes nos impressions visuelles maculaires, celles-ci nous semblent beaucoup plus variées, elles sont beaucoup plus intenses et il en résulte que leurs modifications ont des degrés innombrables. De là la grande difficulté de leur étude; aucun auteur n'a encore réuni en un seul chapitre les principaux types de la fatigue sensorielle maculaire en les groupant les uns avec les autres et les observations très multiples qui ont été faites sont un peu disséminées.

En thèse générale, il y a deux types de la fatigue: l'un qui se traduit pas une hypéresthésie et l'autre par une anesthésie. L'hyperesthésie rétinienne ne peut être que de la photophobie : la douleur produite par la lumière est probablement toujours une hyperesthésie cornéenne et par conséquent trigémellaire ; la fameuse observation de Graefe, dans laquelle un aveugle qui souffrait de la lumière fut guéri par une section du nerf optique, nous paraît devoir être interprétée d'une façon bien simple, en remarquant que la section du nerf optique s'accompagne en général de section des nerfs ciliaires.

Parmi les symptômes hyperesthésiques rétiniens, nous mentionnerons, à côté de la photophobie en général, la fatigue produite par certaines modalités de la lumière : nous voulons parler des couleurs. Certains sujets éprouvent de la photophobie pour le rouge qui n'ont pas d'impression désagréable par le vert ou le bleu de même intensité ; c'est d'ailleurs une notion bien courante de dire que le vert repose, et lorsqu'on compare l'action sédative et calmante de la campagne à l'action excitante de la mer, il y a lieu de tenir grand compte du rôle de la verdure en tant que couleur verte ; à la phase d'hyperesthésie, qui indique le premier degré de la fatigue rétinienne, succède la phase d'anesthésie. Voici en quoi consiste exactement l'anesthésie de la macula rétinienne : L'acuité visuelle est normale, c'est-à-dire que le sujet peut voir les objets qu'on lui montre à la distance normale, mais il les voit un instant et avec un peu de peine, les noirs ne tranchent pas sur les blancs et instinctivement le malade s'approche de ce qu'il a à voir absolument comme s'il était myope. On voit des enfants prendre l'habitude de se voûter pour écrire, alors qu'ils n'ont aucune anomalie de réfraction; ce sont des anesthésiques. Ainsi notre conception de l'anesthésie rétinienne est bien différente de ce que l'on appelle l'asthénopie rétinienne, elle correspond mieux à ce que l'on désigne sous le nom de torpeur de la rétine et il est bien possible qu'elle soit un premier degré de l'héméralopie.

Il existe aussi une fatigue rétinienne pour les couleurs

qui se manifeste par le fait que les couleurs que l'on observe prennent des tons de plus en plus pâles.

Il serait relativement facile de faire des observations méthodiques de cette fatigue sur un grand nombre de sujets de la façon suivante : on demanderait à une personne de fixer avec l'œil droit, par exemple, un disque coloré, en fermant l'œil gauche ; puis, au bout de quelques minutes, lorsqu'on penserait que la fatigue a pu commencer, on ferait ouvrir brusquement l'œil reposé ; à ce moment, si l'œil qui a fixé ne s'est pas fatigué, on ne remarquera aucune différence, mais, si au contraire l'œil qui a fixé s'est fatigué, la couleur observée par cet œil aura sensiblement baissé de ton, de sorte qu'en ouvrant les deux yeux, le sujet aura la surprise de voir que la nuance est beaucoup plus saturée pour l'œil reposé que pour l'œil fatigué.

On pourrait ranger ainsi les personnes observées en catégories, suivant que la fatigue apparaîtrait au bout d'une, cinq ou dix minutes.

Cette anesthésie pour les couleurs par la fatigue, dont on ne se rend compte qu'à la condition de conserver un œil au repos, doit certainement jouer un rôle important chez les peintres dont les uns emploient, pour traduire leurs impressions des couleurs très vives et d'autres des nuances très pâles ; il y a même certains peintres dont les yeux doivent se fatiguer pour certaines couleurs et pas pour d'autres, de sorte qu'ils ne voient plus dans la nature que des tons violets par exemple, les impressions vertes et rouges ayant disparu.

L'étude de l'anesthésie rétinienne par la fatigue, autant pour la lumière blanche que pour les couleurs, est toute à faire et il y aurait certainement là des faits très importants à relever.

Mais comme nous ne voulons envisager la fatigue rétinienne qu'autant qu'elle est en relation avec la fatigue de la convergence, c'est-à-dire autant qu'elle est maculaire et suffisamment accentuée pour préexister au réflexe de convergence qu'elle commande, nous ne pouvons pas nous aventurer plus loin dans l'étude de l'anesthésie rétinienne en général, et montrer ce qui arrive au bout de plusieurs minutes, lorsque le réflexe de convergence s'est déjà produit depuis longtemps. Nous avons seulement voulu attirer l'attention sur l'existence d'une fatigue rétinienne, car, dans le réflexe de convergence, on pourrait croire que la fatigue est toujours motrice et musculaire, alors que bien souvent, si la convergence n'a pas lieu normalement, c'est parce que l'excitation a porté sur un organe sensoriel insuffisamment sensible.

La sensibilité rétinienne n'est pas seulement le point de départ de la fonction réflexe de convergence, elle est encore le point de départ de la fonction réflexe d'accommodation; nous avons vu aussi qu'elle commandait l'occlusion palpébrale, et le resserrement de la pupille.

Si, comme le conçoivent la majorité des physiologistes, il existait des centres sensoriels purs qui seraient le point d'arrivée des influx nerveux centripètes et le point de réflexion de ces influx sur les différents centres psycho-moteurs, on verrait l'anesthésie rétinienne s'accompagner de parésie de la convergence, de parésie de l'accommodation, de parésie pupillaire et de parésie orbiculaire; nous faisons en passant cette remarque que l'on voit, au contraire, une anesthésie rétinienne avec parésie de certains mouvements et persistance des autres, ce qui démontre pour nous qu'il n'existe que des centres sensitivo-moteurs et qu'il n'y a que des phénomènes réflexes. Cela justifie notre classification des phénomènes visuels, dans laquelle nous envisageons tous ces phénomènes comme des réflexes.

On comprend que lorsque les neurones centripètes du réflexe de convergence sont anesthésiés par la fatigue, comme d'ailleurs par toute autre cause, le réflexe cesse d'être normal, mais, en général, il faut attribuer la fatigue du réflexe à l'épuisement des neurones centrifuges. On se trouve alors en présence de ce que l'on a appelé : l'*asthénopie musculaire*, l'*insuffisance de convergence*, la *parésie* ou la *paralysie essentielle de la convergence*, termes qui expriment tous la même idée et qu'il ne faut pas confondre avec celui de *strabisme divergent latent*, qui désigne une insuffisance anatomique des muscles et non un état nerveux. De tous ces termes, celui que nous préférons est celui d'*asthénopie de convergence.*

Asthénopie de convergence. — Nous connaissons déjà le phénomène normal de la convergence et nous avons déjà dit comment on doit l'étudier à l'aide de prismes.

Les malades qui ont de la fatigue de convergence ne peuvent pas fusionner des images vues à distance avec des prismes de 7 à 10°, alors que les personnes normales fusionnent parfaitement 12 à 18° ; l'expérience doit se faire à distance pour que l'accommodation n'ait pas à intervenir et pour que l'on ne prenne pas une fatigue d'accommodation pour une fatigue de convergence. On lira avec beaucoup d'intérêt le chapitre « Insuffisance de convergence » du traité de Wecker et Landolt. C'est avec les prismes que l'on doit étudier le degré de fatigue de la convergence, mais les malades se plaignent de symptômes suffisamment caractéristiques pour mettre l'oculiste sur la voie.

La convergence étant surtout utilisée dans le regard de près, il est naturel que ce soit dans cet acte qu'apparaisse la fatigue et principalement dans la lecture : le malade dit que les lettres qu'il fixe sont vues doubles par moments et dansent devant ses yeux, il se plaint aussi que ses yeux soient douloureux.

On reconnaît là les caractères de la fatigue musculaire en général. La diplopie témoigne de la faiblesse des droits internes à maintenir la convergence du regard, la danse des lettres indique l'apparition du tremblement et la douleur des yeux dénote le spasme. Chez beaucoup de personnes, le spasme est si léger qu'il se manifeste seulement par de la douleur. Mais il y a des cas où, après le surmenage du muscle, apparaît de la contracture, et alors, d'une part, il survient un symptôme objectif, un strabisme très passager et d'autre part un symptôme subjectif, une douleur dans les droits internes qui prend l'intensité d'une crampe et qui engage parfois les malades à enfoncer fortement leurs doigts entre leurs yeux et la paroi interne des orbites pour faire cesser le spasme.

Nous engageons le lecteur qui veut avoir une idée très précise de l'asthénopie de convergence à lire les deux ou trois pages consacrées à cette question dans le traité de Meyer (1). Nous regrettons seulement d'y voir le terme de *strabisme latent* employé comme synonyme d'*asthénopie de convergence;* il y a lieu, à notre avis, de maintenir les deux termes pour exprimer deux états différents.

A côté de l'asthénopie de convergence, nous devons mentionner l'*asthénopie de divergence* que l'on a appelée aussi la paralysie de la divergence et dont nous avons rapporté une observation (2). Nous nous sommes étendu assez longuement, dans ce travail, sur les rapports de la convergence et de la divergence et nous y renvoyons le lecteur que cette question pourrait intéresser.

L'étude de la force de convergence est un des éléments les plus importants pour l'estimation du degré de résistance de l'appareil visuel à la fatigue.

3. Le réflexe d'accommodation. — Le réflexe d'accommodation, auquel nous ajoutons le réflexe pupillaire à l'accommodation, parce que ces deux phénomènes sont si étroitement liés qu'il nous semble inutile de les disjoindre, a beaucoup de rapports avec le réflexe de convergence. Lorsque nous fixons un objet, il s'écoule un temps très court, mais cependant appréciable, entre le moment où

(1) Meyer. Traité des maladies des yeux, p. 656.
(2) L. Dor, Paralysie de la divergence. *Lyon médical*, 1898.

notre œil est immobilisé sur l'objet à regarder et le moment où nous le voyons tout à fait nettement. Que s'est-il passé dans ce court espace de temps? D'une part, l'autre œil s'est dirigé sur l'objet fixé par le mécanisme que nous avons étudié en parlant du réflexe de convergence; d'autre part, les cristallins ont pris la courbure exacte qui convenait à l'appareil dioptrique des yeux pour la mise au point parfaite de l'objet sur les rétines; enfin les pupilles se sont rétrécies ou dilatées par rapport à ce qu'elles étaient parce que la lumière ambiante n'ayant pas changé, mais les intensités lumineuses étant en raison inverse des carrés des distances, il convient que le diaphragme soit plus petit pour les objets à voir de près que pour les objets situés au loin (1).

Tous ces phénomènes se sont passés en une fraction de seconde chez les personnes dont la vue est normale. Le premier degré de l'asthénopie accommodative consiste dans la lenteur de l'adaptation de la vue aux objets fixés, lenteur qui peut tenir soit à ce que la contraction est réellement plus lente, soit peut-être à ce que le réflexe étant exagéré, il dépasse d'abord le but; beaucoup de personnes se rendent compte de cette lenteur et disent qu'il leur faut un moment pour voir ce qu'elles regardent. Des expériences précises manquent encore pour nous permettre d'exprimer par des chiffres la durée de la mise au point chez les différentes personnes et aux différents stades de la fatigue chez une même personne et nous sommes obligés de nous contenter de constater le fait de l'augmentation du temps nécessaire à la fixation.

(1) C'est même en grande partie par l'intensité décroissante de l'éclairage des objets que nous évaluons les distances; car, lorsque nous regardons au stéréoscope un cliché négatif, en ayant soin de le tenir à l'envers pour avoir la vision binoculaire, les blancs correspondant aux objets éloignés et les noirs aux objets rapprochés, nous avons une vision stéréoscopique en creux, et il nous semble voir la matrice d'une médaille au lieu de la médaille elle-même.

Dans la seconde phase et la troisième phase de la fatigue, on observe la diminution de l'amplitude accommodative. Nous avons des tables calculées par Donders et Landolt, qui nous permettent de savoir quelle amplitude accommodative doit avoir chaque personne suivant son âge. Or, lorsqu'un œil est fatigué, on s'aperçoit que son cristallin a perdu une partie de son accommodation. La diminution de l'amplitude accommodative peut tenir à deux choses : à un spasme ou à une parésie; or, on observe successivement les deux états.

On voit d'abord le spasme de l'accommodation qui diffère de la paralysie par le fait que le cristallin ne prend pas dans sa rigidité la position de repos. Il semble très simple de faire la différence entre le spasme et la paralysie et ce serait très simple, en effet, si le mécanisme de l'accommodation normale était bien connu. Mais l'erreur de Donders, qui considérait la position du cristallin adaptée pour les distances, comme correspondant à l'état de repos, battue en brèche par les observations de Tscherning, commence à peine à être abandonnée. Il suffit cependant de s'observer soi-même pour voir que lorsqu'on met son œil au repos en le laissant prendre l'état du sommeil, si l'on tient les paupières ouvertes avec les doigts pour n'avoir à faire aucun effort dans les muscles oculo-moteurs, on est devenu myope de une à deux dioptries, c'est-à-dire que les objets que l'on a devant les yeux à une certaine distance et que l'on doit voir sans les regarder pour que l'expérience ait une valeur, ont cessé d'être nets et que l'addition d'un verre concave, de une à deux dioptries, leur rend toute leur netteté, sans qu'on ait à faire le moindre effort. Cette expérience, qui ne réussit pas immédiatement parce qu'on est toujours tenté de regarder et qu'on n'arrive que difficilement à détendre son accommodation, l'œil étant ouvert, devient tout à fait simple au bout de quelques tentatives et il sera facile à tout le monde de la répéter. Elle établit nettement qu'envers et contre toutes les vieilles théories et conformément aux théories modernes, la position du repos du cristallin est intermédiaire entre les courbures qui correspondent au regard de loin et au regard de près et, par conséquent, qu'il doit exister aussi bien une accommodation pour la vision de loin que pour la vision de près. D'ailleurs, quand on voit dans le muscle ciliaire deux ordres de fibres, les unes circulaires, les autres longitudinales, ne comprend-on pas que les fibres doivent être antagonistes? Et si le simple raisonnement ne le fait pas admettre, comment interprétera-t-on les observations d'Iwanoff (1) qui a montré, d'une part, l'hypertrophie considérable des fibres circulaires chez les hypermétropes qui accommodent beaucoup de près et n'ont pas à accommoder de loin, puisque, pour eux, la position de repos du cristallin est beaucoup plus voisine de celle qui convient à la vision à distances, et d'autre part, l'hypertrophie des fibres longitudinales chez les myopes qui se servent presque constamment de leur accommodation aux distances? Et s'il faut encore un argument pour convaincre les fidèles élèves de Donders de l'erreur de leur maître sur ce point spécial, quelle explication rationnelle peuvent-ils donner de ce qu'ils ont appelé l'hypermétropie latente qu'ils nous enseignent à ne pas corriger? Ne comprennent-ils donc pas que cette hypermétropie latente est précisément le pouvoir physiologique du cristallin normal d'accommoder aux distances et, par conséquent, de surmonter un verre convexe?

Avec cette notion de l'accommodation de près et de l'accommodation aux distances, dont l'une est sous la dépendance des fibres circulaires et l'autre sous celle des fibres longitudinales, on comprendra beaucoup mieux les différentes modalités de la parésie et du

(1) Iwanoff. *Graefe's Arch.*, 1869.

spasme cristallinien ; il peut y avoir affaiblissement des deux muscles et alors le cristallin prend sa position de repos, et de même il peut y avoir contraction simultanée des deux muscles et le résultat être exactement le même en ce qui concerne le cristallin. Seulement, les spasmes s'accompagnent de douleurs, tandis qu'une parésie n'est pas douloureuse. Il peut y avoir — et le cas est très fréquent — parésie d'un mouvement et spasme de l'antagoniste, et, dans ce cas, le cristallin est accommodé soit pour la distance, soit pour la vision de près. Il existe donc quatre types d'immobilité du cristallin et l'asthénopie accommodative n'est pas une.

Les auteurs classiques connaissent surtout le type dans lequel, l'œil étant hypermétrope, l'accommodation de près perd de sa force, alors qu'au contraire l'accommodation aux distances est en état de spasme.

Mais il existe chez les myopes un type inverse, dans lequel le spasme se porte sur les fibres circulaires et la paralysie sur les fibres longitudinales. Chose curieuse, les oculistes appellent le premier type de la parésie accommodatrice et lorsqu'ils rencontrent le second type, ils disent qu'il s'agit d'un spasme de l'accommodation. Ainsi, la même fatigue aboutirait, chez les hypermétropes, à la parésie et, chez les myopes, au spasme ! Voilà à quelles bizarreries peut conduire une erreur fondamentale comme celle de Donders. Pour nous, l'asthénopie accommodative classique des auteurs et le spasme de l'accommodation de ces mêmes auteurs sont deux types symétriques, dans lesquels il y a simultanément, aussi bien dans un cas que dans l'autre, parésie de l'un des mouvements du cristallin et spasme du mouvement antagoniste ; la variété dans laquelle le spasme porte sur les fibres longitudinales et la parésie sur les fibres circulaires correspond à l'asthénopie accommodative des auteurs, et la variété dans laquelle le spasme porte sur les fibres circulaires et la parésie sur les fibres longitudinales corrépond au spasme de l'accommodation des auteurs classiques. Si l'on ajoute encore un type avec parésie des deux mouvements et un autre type avec spasme des deux mouvements, on voit qu'il existe bien quatre types d'asthénopie accommodative.

Les asthénopies accommodatives s'accompagnent de douleur périorbitaire, ce qui se comprend bien; le spasme comprime le plexus ciliaire et l'irritation de ce plexus se transmettant au trijumeau, il se produit des phénomènes d'irradiation sur la totalité de la branche ophtalmique, ainsi que cela est de règle dans toutes les douleurs d'origine périphérique que l'on reporte à l'ensemble des terminaisons nerveuses du nerf.

La douleur périorbitaire s'expliquerait beaucoup moins dans l'asthénopie musculaire : aussi est-il intéressant de voir que depuis trente ans déjà, Graefe a donné comme caractère différentiel entre les deux asthénopies la présence ou l'absence de douleur périorbitaire et spécialement frontale. La douleur frontale doit attirer d'emblée l'attention sur le cristallin.

Parmi les autres symptômes de l'asthénopie accommodative, d'après les auteurs classiques, on signale l'hyperesthésie rétinienne, le larmoiement et la photophobie.

Nous accusons l'hyperesthésie de produire le spasme, en même temps qu'il peut produire le larmoiement; mais c'est bien mal comprendre le phénomène réflexe de l'accommodation que de donner comme un symptôme de la fatigue accommodative précisément un état qui en est la condition essentielle et qui la précède toujours, sans vouloir dire pour cela qu'il ne persiste pas pendant toute la durée de l'asthénopie.

4. Le réflexe d'attention visuelle. — Le dernier des réflexes oculo-oculaires que nous avons à analyser est un réflexe si spécial que l'on trouvera étrange, au

premier abord, de le voir étudié comme un phénomène réflexe.

Que le regard latéral, la convergence, l'accommodation soient des phénomènes involontaires, commandés par une sensation, tout le monde le reconnaîtra; mais entre tous ces mouvements par lesquels nous voyons les objets qui nous entourent et l'acte de regarder ces objets, il semble qu'il y ait un abîme.

Il y en a un, en effet, parce que l'acte de regarder nécessite la mise en jeu d'un réseau de fibres d'association, qui vont donner des ordres simultanément au réflexe palpébral, au réflexe de regard latéral, au reflexe de convergence et au réflexe d'accommodation et de contraction irienne, et parce que, dans cet acte, les deux sphères visuelles qui ont été associées par le réflexe de convergence entrent en jeu simultanément et sont, par conséquent, associées elles aussi par des fibres commissurales spéciales, liens par lesquels a pris naissance une sensation nouvelle : celle de la vision binoculaire. Enfin, ce qui rend la question plus compliquée encore, c'est que l'attention visuelle ou l'action de regarder peut être éveillée non plus par un corps lumineux, mais par un bruit, une odeur, une sensation. Nous pouvons être incités à diriger notre regard sur un point où nous ne voyons rien encore, mais où, par le jugement et la mémoire, nous savons que nous allons voir quelque chose : ainsi, la sensation peut être une idée et le phénomène moteur réflexe être une absence apparente de tout mouvement, et, malgré toute cette complexité, si nous analysons le phénomène en lui-même et sans tenir compte du fait qu'il est conscient, il nous apparaît comme étant du même ordre que tous les autres, c'est toujours un mouvement qui succède à une sensation.

Mais d'abord, demandons-nous quel est le mouvement qui caractérise l'attention visuelle, alors que toute l'apparence nous fait penser que ce mouvement est une inhibition de tous les réflexes visuels et qu'il n'a pas d'existence propre. Eh bien! ce mouvement existe cependant, très probablement, et toute la structure histologique des centres nerveux nous fait dire qu'il a un substratum anatomique propre et que l'attention n'est pas seulement une inhibition d'autres mouvements. Et il semble que la structure de la rétine soit faite précisément pour nous donner la clef de tous les phénomènes d'attention en général. A quoi peut, en effet, servir le plexus horizontal qui est en relation, non avec des fibres centripètes, mais avec des fibres centrifuges du nerf optique, ainsi que l'a établi Ramon y Cajal?

L'idée que les cellules horizontales servent à articuler entre eux les neurones verticaux ou tout au moins à les mettre dans un état d'érection, qui permettra aux sensations d'être plus précises est tellement judicieuse qu'elle s'impose à l'esprit dès qu'elle a été émise et tous les faits d'observation concordent pour justifier cette hypothèse. J. Roux (1) a donné une figure schématique très lumineuse de ce réflexe.

Ainsi donc, un ensemble de faits et de considérations nous pousse à admettre comme à peu près établi que l'attention visuelle est le résultat d'un mouvement propre, lequel, au lieu de se passer dans des muscles, se passe tout entier dans des neurones moteurs et que, par conséquent, elle peut être assimilée à tous les mouvements réflexes, étant seulement le plus conscient de tous. Bien entendu, ce mouvement réflexe a une action d'inhibition sur des réflexes voisins, tandis qu'il permet l'exagération d'autres réflexes un peu éloignés; mais ceci n'est pas particulier au réflexe d'attention, tous nos réflexes exercent des actions d'inhibition les uns sur les

(1) J. Roux. Réflexes rétino-rétiniens. *Arch. d'oph.*, 1898.

autres et il est bien entendu qu'ici nous faisons œuvre d'analyse, dégageant les réflexes les uns des autres, sans chercher à savoir quelle modification ils peuvent exercer les uns sur les autres.

Nous décrirons donc le réflexe d'attention visuelle, en disant que, sous l'influence d'une idée, laquelle n'est autre chose que l'état sensitif conscient qui accompagne l'un quelconque de nos réflexes visuels, auditifs ou sensitifs, nous articulons nos neurones rétiniens, de telle sorte que l'objet qui a donné naissance à l'idée puisse être vu d'une façon absolument distincte; cet état moteur conscient qui nous donne la sensation de la volonté constitue l'acte de regarder.

Pour bien comprendre la fatigue de ce réflexe, il suffit de voir ce qu'il devient dans certaines formes de neurasthénie oculaire, et de supposer les mêmes symptômes atténués.

C'est sous le nom d'*asthénopie rétinienne* que se trouve décrite la forme de neurasthénie oculaire à laquelle nous faisons allusion.

Voici en quels termes très précis cet état est décrit par Meyer (1) :

« L'asthénopie rétinienne se caractérise principalement comme un défaut d'énergie de la vision d'ailleurs normale. Des personnes chez lesquelles on a corrigé soigneusement les anomalies de la réfraction et de l'accommodation, ainsi que l'insuffisance des muscles droits internes, restent néanmoins incapables d'appliquer les yeux à leurs occupations ordinaires, malgré une acuité visuelle normale. »

Cet état se rencontre même chez des malades qui n'ont aucune tare héréditaire ou personnelle, et chez lesquels le seul facteur étiologique que l'on puisse invoquer est manifestement le surmenage visuel, c'est peut-être même

(1) MEYER, *loco citato*, p. 382.

le type de fatigue vers lequel tend toute personne qui n'a aucune anomalie de réfraction, d'accommodation ou de convergence.

D'ailleurs l'asthénopie rétinienne n'est que la persistance prolongée pendant toute la journée d'un état qui se manifeste le soir chez tous ceux qui se sont beaucoup servis de leurs yeux et chez lesquels la sensation de sommeil débute par l'appareil visuel; après la chute des paupières, l'impossibilité de fixer est bien la principale caractéristique de cette sensation.

Il se joint bien souvent à cet état une faiblesse de convergence qui engendre de la diplopie transitoire, et une fatigue d'accommodation qui rend la vision de près plus fatigante que la vision de loin; mais, indépendamment de la convergence et de l'accommodation, on peut se rendre compte par l'occlusion d'un œil qui supprime l'effort de convergence et par le port de verres convexes qui suppriment l'effort d'accommodation que le symptôme capital subsiste. C'est bien l'effort de regarder qu'il est devenu impossible de soutenir.

La fatigue du réflexe d'attention visuelle correspond à une grande partie des états qualifiés d'asthénopie rétinienne; mais, il y a des auteurs qui, appliquant à tort le terme d'asthénopie rétinienne à des cas d'asthénopie musculaire ou accommodative et sentant qu'il y a des cas qui ne correspondent pas à ce qu'ils appellent asthénopie rétinienne, ont créé le terme de « copiopie », pour désigner précisément l'état que nous appelons asthénopie rétinienne; la fortune du terme « copiopie » n'a pas été très grande, et très peu d'auteurs l'emploient encore.

Avec le réflexe d'attention visuelle se termine la liste des réflexes oculo-oculaires. Nous allons aborder l'analyse des réflexes qui aboutissent à l'œil, mais dont le point de départ sensoriel ne siège pas dans l'œil.

II. — LA FATIGUE DES RÉFLEXES ALIO-SENSITIVO-OCULAIRES

Les types de ces réflexes sont l'occlusion des paupières consécutive à un bruit, la sécrétion lacrymale consécutive à une douleur cutanée ou viscérale, le regard latéral provoqué par une sensation auditive, l'attention visuelle provoquée par une sensation autre qu'une sensation visuelle ou par l'idée qu'on va voir quelque chose, etc. Il est bien évident que nous ne pouvons pas énumérer tous les réflexes qui ont un point de départ dans une sensation quelconque et qui aboutissent à l'appareil visuel, nous ne donnons que quelques types à titre d'exemple.

Tous ces réflexes peuvent être exagérés ou ralentis dans la fatigue, et il est bien certain qu'une personne affaiblie réagit autrement qu'une personne reposée; les larmes arrivent à la suite d'une douleur de moindre intensité et le regard latéral se porte dans la direction de sons beaucoup plus faibles, lorsqu'il y a une hyperexcitabilité. Au contraire, il peut y avoir, dans d'autres cas, un ralentissement de l'acte réflexe, mais la grande caractéristique de la fatigue est la difficulté de soutenir l'effort et, par conséquent, c'est surtout dans les cas où nous avons à répéter le même mouvement pendant un certain temps, sous l'influence d'une succession de sensations identiques que l'on peut le mieux se rendre compte du rôle de la fatigue. Ainsi, dans l'acte de regarder, par exemple, nous répétons le même effort un nombre considérable de fois dans l'espace de quelques minutes; le premier acte peut avoir été exagéré ou ralenti, mais il a été si rapide, qu'il nous est impossible de nous rendre compte de sa modification; si nous soutenons le regard, alors il devient plus facile de se rendre compte que la fatigue a pour conséquence l'impossibilité de l'effort prolongé, et si l'on pouvait avec des appareils enregistreurs comme l'ergographe enregistrer le mouvement qui se passe dans la rétine pendant l'acte de regarder, acte dont l'épuisement constitue l'asthénopie rétinienne, il est bien probable que l'on trouverait des courbes identiques à celles de la fatigue musculaire.

Malheureusement nous sommes obligés de faire ici des suppositions, car des expériences précises n'ont pas été faites.

Par contre, c'est à l'occasion des réflexes que nous envisageons en ce moment qu'il est le plus facile de voir combien est complexe le phénomène de la fatigue. Nous savons déjà que l'on peut voir par la fatigue une hyperexcitabilité ou un ralentissement des réflexes eux-mêmes, et une tétanisation de l'effort soutenu (spasme), ou bien, au contraire, une impossibilité de soutenir l'effort; mais ce que nous n'avons pas encore bien vu et ce que nous allons comprendre maintenant, c'est l'influence que la fatigue d'un réflexe exerce sur des réflexes voisins non fatigués; en effet, on peut observer l'excitation ou l'inhibition de ces derniers réflexes. Tout se passe comme si un phénomène réflexe étant fatigué et ne pouvant plus se faire normalement, ce réflexe empruntait de la force nerveuse à un système réflexe voisin, lequel éprouverait d'abord une légère excitation, puis une paralysie.

Dire que les choses sont ainsi dans la réalité ne serait pas notre pensée. Pour expliquer l'action du réflexe sur un autre cas au point de vue physiologique, on peut tout au moins faire deux hypothèses :

On peut soutenir : 1° que l'excitation d'un nerf centripète va paralyser directement les centres d'un autre nerf centripète; 2° on peut admettre avec Brown-Séquard que l'excitation d'un nerf centripète provoque un réflexe vaso-constricteur dans le domaine des centres nerveux d'un autre nerf centripète.

Et rien ne dit qu'une troisième hypothèse ne pourrait

pas encore être préférable à celles que nous énonçons.

Mais, quel que soit le mécanisme intime par lequel un réflexe agit sur un réflexe voisin, ce qui nous importe, c'est l'existence du fait en lui-même.

Ce fait est d'un ordre un peu différent de ceux que nous avons envisagés jusqu'à présent puisqu'il ne s'agit plus de l'exagération, de la diminution ou de la modification d'un réflexe normal par la fatigue, mais de la modification que subit un réflexe oculaire sous l'influence de la fatigue d'un réflexe d'un autre ordre avec lequel il est associé.

Parmi les phénomènes que nous avons à énumérer, le plus important est celui qui est connu sous le nom d'amblyopie réflexe ; c'est celui qui est le plus connu parce qu'il a frappé l'attention, mais en elle-même l'existence d'une amblyopie réflexe n'est pas plus intéressante que l'existence de la sécrétion lacrymale réflexe consécutive à une douleur quelconque ou de la parésie accommodative due à une irritation de l'intestin.

L'amblyopie réflexe la mieux décrite est celle qui est consécutive à une irritation d'une branche du trijumeau; on a signalé non seulement des amblyopies d'origine dentaire, mais encore d'origine nasale, auriculaire, frontale.

A côté des amblyopies par réflexe à point de départ trigémellaire, signalons les amblyopies dues à des vers intestinaux et celles qui sont secondaires à des troubles utéro-ovariens.

Si nous parlons de toutes ces amblyopies dans un travail consacré à l'étude de la fatigue oculaire, c'est parce que nous considérons que nous avons, par ces états pathologiques, la notion de ce qui peut arriver lorsque certains nerfs sont chroniquement excités et parce qu'une simple fatigue localisée dans le domaine de ces mêmes nerfs donnera des symptômes analogues. C'est en cela que l'existence des amblyopies réflexes par diverses maladies peut présenter pour nous un certain intérêt.

Mais si l'amblyopie réflexe est bien connue aujourd'hui, on n'a pas aussi bien décrit la photophobie, l'asthénopie accommodative, l'asthénopie rétinienne et l'asthénopie musculaire réflexes. Cependant tous les ophtalmologistes ont vu des phénomènes de cet ordre, et nous dirons seulement en un mot que toute fatigue localisée dans un territoire nerveux quelconque peut provoquer, par un phénomène encore mal connu, une modification d'un réflexe oculaire, qu'aucun des réflexes oculo-oculaires que nous avons étudiés n'échappe à cette influence, qu'il soit modifié dans sa totalité ou qu'il soit influencé spécialement dans sa partie sensitive ou dans sa partie motrice et que cette influence peut être une hyperesthésie ou une anesthésie, un spasme ou une parésie.

Ces considérations nous amènent à faire un retour en arrière et à nous demander si les réflexes oculo-oculaires que nous avons étudiés isolément ne s'influencent pas aussi les uns les autres de la même façon. Or, nous pensons que cela est indiscutable et que, par conséquent, l'étude analytique que nous avons faite est très schématique ; mais les phénomènes complexes ne peuvent être compris que si on les décompose et c'est pourquoi nous avons commencé par les phénomènes les plus simples, écartant provisoirement tout ce qui donnait trop de complexité à notre étude.

III. — LA FATIGUE DES RÉFLEXES OCULO-ALIO-MOTEURS

A côté des réflexes oculo-oculaires, des réflexes alio-sensitivo-oculaires, il existe une catégorie de réflexes qui, ayant leur point de départ centripète dans l'appareil visuel, aboutissent à des mouvements ailleurs que dans l'œil. La fatigue de ces réflexes n'est plus de la fatigue oculaire, mais de la fatigue générale d'origine oculaire. Aussi serons-nous très bref sur cette question, bien qu'elle ait la plus haute importance.

Les réflexes de cette catégorie sont très variés et ils peuvent être absolument instantanés, l'état moteur étant conscient mais involontaire, ou bien au contraire très lents, et, dans ce cas, être à la fois conscients et soi-disant volontaires; parmi les premiers, nous citerons l'éternuement consécutif à l'excitation de la rétine par une vive lumière, parmi les seconds, tous les actes que nous accomplissons à la suite de sensations visuelles.

Lorsque arrive la fatigue, l'état moteur réflexe est soit accéléré, soit ralenti et, dans les cas où il ne s'agit plus d'un réflexe élémentaire, mais d'une succession d'actes réflexes élémentaires, c'est-à-dire d'un effort soutenu, on peut voir le spasme de cet effort, le tremblement ou au contraire sa parésie.

L'excitation ou le ralentissement des réflexes élémentaires sont difficiles à observer parce qu'il faudrait des appareils enregistreurs délicats, mais le spasme, le tremblement et la parésie de l'effort soutenu sont bien faciles à observer.

La plus haute expression du spasme est l'épilepsie d'origine oculaire dans laquelle l'aura siège dans l'appareil visuel. Cette épilepsie est bien connue et nous n'avons pas à la décrire ici.

Quant au phénomène inverse, la parésie, il est beaucoup moins connu et voici en quoi il consiste. A la suite d'une succession d'impressions visuelles telles qu'on les rencontre dans l'attention soutenue, on voit survenir de la faiblesse générale; le malade éprouve une parésie dans tout un membre ou quelquefois dans les deux membres inférieurs, et cette parésie est tellement nettement d'origine oculaire que le malade en a la notion et qu'il ferme les yeux pour la faire disparaître. Beaucoup plus fréquemment cette parésie frappe les muscles de la tête et, dans ce cas, le symptôme accusé par le malade est une variété de vertige. Il y a à noter ceci, c'est que le malade ajoute : ma tête tourne, mais je sais que je ne tomberai pas.

III. — TYPES CLINIQUES

Partant de cette notion que nos mouvements soutenus ne sont qu'une association subintrante de mouvements réflexes élémentaires consécutifs à la persistance d'une excitation, que la fatigue d'un réflexe élémentaire se traduit d'abord par une hyperexcitation, puis par un ralentissement, que la fatigue d'un mouvement soutenu se manifeste d'abord par le tremblement, puis par le spasme, et enfin par la parésie de ce mouvement, alors que la fatigue d'une impression sensorielle soutenue se traduit d'abord par une hyperesthésie, puis par une anesthésie, nous avons decomposé les phénomènes visuels en une série de réflexes, et nous avons étudié l'aspect clinique sous lequel se présentent l'hyperesthésie et l'anesthésie de chacun de ces réflexes dans sa partie sensorielle et le spasme et la parésie de ce même réflexe dans sa partie motrice.

Nous croyons que ce travail d'analyse a été utile, mais cliniquement les choses ne se passent pas aussi simplement que nous les avons montrées. La fatigue oculaire est extrêmement complexe, et plusieurs réflexes sont frappés simultanément, les uns présentant de l'anesthésie, et les autres de l'hyperesthésie dans leur partie sensorielle, de la parésie ou du spasme dans leur partie motrice.

Il y a même plus : les réflexes s'influencent les uns les autres, en produisant des excitations ou des inhibitions, de telle sorte que l'on peut assister à une variété infinie de types.

Si nous avions voulu étudier ces types, nous aurions

été forcément incomplets, ou bien nous aurions consacré trop de temps à la description de certains symptômes, mieux connus que d'autres, parce qu'ils sont plus gênants pour les malades.

En adoptant le plan que nous avons choisi, nous pensons avoir été guidé par des idées de physiologie générale, et c'était pour nous la meilleure manière de ne pas nous égarer dans le dédale des faits à mentionner.

Mais, maintenant, nous pouvons faire, en quelques mots, un exposé un peu plus clinique et, sans tenir compte de la physiologie, dire quels sont les principaux types de la fatigue oculaire.

Un premier type bien clinique est celui dans lequel le symptôme dominant est la *photophobie;* on voit des malades se plaindre à peu près exclusivement de la lumière et avoir constamment devant les yeux des verres fumés. En général, ces malades sont des anémiés, soit par une intoxication quelconque, soit par des excès génésiques, ou encore par des troubles dyspeptiques; ces malades ont souvent de la dilatation pupillaire, mais, dans bien des cas, c'est le pigment rétinien qui est en cause, et le réflexe pupillaire est normal.

Alphonse Daudet a éprouvé les symptômes de ce premier type de fatigue, et il les décrit de la façon suivante :

« Mes yeux, très affaiblis, ont peur de la lumière éblouissante, fermés surtout; le dessus des paupières est d'une sensibilité incroyable. On sait que, dans le demi-sommeil, un coup de sonnette est comme un déchirement de l'oreille, où se ramifient tous les nerfs. La trop vive lumière me cause une impression analogue, affectant les yeux de la même manière (1). »

Un deuxième type est dominé par l'*asthénopie accommodative.* Les malades se plaignent de ne plus pouvoir

(1) Alphonse Daudet. Notes sur la vie (*Revue de Paris,* 1er avril 1899).

faire des travaux délicats de près, alors que, de loin, ils voient aussi bien que jamais, et les malades accusent, en général, de la céphalée frontale sous forme d'une barre transversale.

Un troisième type, dans lequel se rencontre surtout l'*insuffisance de convergence*, est caractérisé par la danse des lettres dans la lecture; ces malades accusent une douleur oculaire et non frontale, et quelques-uns appuient sur leurs yeux pour faire cesser la douleur.

Le spasme musculaire peut donner naissance à des phosphènes qui n'ont aucun rapport avec le scotome scintillant vrai.

M. Bull a donné, avec beaucoup de détails, au Congrès d'Utrecht en 1899, une observation très intéressante de ce type de fatigue, dans laquelle l'intervention chirurgicale fut suivie du plus heureux effet.

Dans un quatrième groupe, nous rangeons les malades aux paupières rouges, aux yeux chassieux et collés le matin, à la larme facile, et aux démangeaisons incessantes; en un mot, *tous les malades que l'on dit atteints de blepharite, en dehors des blépharites parasitaires*, ces malades clignent des paupières d'une façon exagérée; ils éprouvent parfois un soulagement en contractant intentionnellement leurs orbiculaires comme dans un bâillement palpébral.

Ces malades ont aussi, parfois, des tremblements des paupières qui les inquiètent beaucoup; d'ailleurs, comme beaucoup de neurasthéniques, ils se croient gravement atteints, et, si le médecin ne prend pas au sérieux leurs doléances, ils vont trouver des spécialistes plus ou moins américains qui leur donnent une pommade par laquelle ils retrouvent le sommeil ininterrompu et le calme d'esprit nécessaires à leur guérison.

Un cinquième type clinique est celui de l'*asthenopie rétinienne*. Dans ce cas, il n'y a aucune photophobie, aucune faiblesse de convergence ou d'accommodation; la vision est normale et l'acuité visuelle aussi bonne de loin que de près, mais le regard soutenu est impossible, l'effort d'attention visuelle ne peut être prolongé au delà de quelques minutes. Ce type correspond à la plus pure manifestation du surmenage visuel.

Enfin, un sixième type parmi ceux que l'on rencontre fréquemment est plutôt une *fatigue générale d'origine oculaire* qu'une fatigue oculaire ; mais comme les malades se rendent compte que leurs yeux sont en cause, il convient de le décrire aussi. Nous faisons allusion aux cas dans lesquels on rencontre de la migraine, des vertiges, des parésies, des spasmes, et qui aboutissent, en fin de compte, à la migraine ophtalmique et à l'épilepsie avec aura oculaire.

Si nous ajoutons encore le cas où les malades accusent de la douleur dans les mouvements de latéralité du regard, ceux où ils se plaignent de mouches, et ceux où ils accusent des sensations du froid aux yeux ou, au contraire, de larmes brûlantes, nous aurons résumé, en quelques mots, les différents types cliniques que l'on peut être appelé à rencontrer. Nous pensons que nous ne pouvons pas, sans nous exposer à des redites, revenir, à propos de ces types cliniques, sur ce que nous avons dit de chacun des phénomènes de fatigue oculaire en particulier, et nous renvoyons le lecteur, pour chacun des symptômes, au chapitre spécial dans lequel nous en avons déjà parlé, car ceci n'est, en somme, qu'un résumé synthétique de l'analyse à laquelle nous nous sommes livré.

IV. — CAUSES DE LA FATIGUE OCULAIRE ET DU SURMENAGE VISUEL

La fatigue oculaire, dans ses différentes modalités, résulte de ce que l'action physique de la lumière a déterminé dans l'appareil visuel des réactions trop intenses.

Il y a donc deux facteurs à envisager : l'un extérieur, inorganique qui est une force physique, la lumière; l'autre organique, ensemble de cellules nerveuses et musculaires qui est l'appareil visuel. Tantôt l'appareil visuel etant normal, nous allons voir que c'est la lumière qui aura été trop intense ou trop faible; tantôt, au contraire, la lumière étant bien proportionnée pour un appareil visuel normal, mais ayant rencontré un appareil visuel défectueux, c'est la défectuosité de cet appareil visuel qu'il y aura lieu d'incriminer.

I. — ROLE DE LA LUMIÈRE, FACTEUR EXTÉRIEUR A L'ORGANISME

Il y aurait lieu de faire ici une étude très complète de l'action de la lumière sur l'organisme normal et de l'influence que peuvent avoir sur l'appareil visuel les modifications d'intensité, de couleur et d'incidence des sources lumineuses; mais nous manquons à cet égard de données rigoureuses; et la seule notion qui mérite d'être affirmée, c'est que l'œil est organisé pour s'adapter aux variations de la lumière du jour dans certaines limites et que les lumières artificielles doivent, pour être hygiéniques, se rapprocher autant que possible de la lumière du jour.

II. — ROLE DES MALFORMATIONS OU DES FAIBLESSES CONGÉNITALES

Le rôle des malformations congénitales, dans la fatigue oculaire, est considérable, et toutes les fois que l'on rencontre une personne se plaignant de fatigue visuelle, la première chose à faire c'est de chercher si l'on ne trouve pas chez elle une malformation ou une faiblesse congénitales. Il est bien compréhensible que si, par suite d'une malformation, le travail est doublé, la fatigue surviendra plus rapidement.

1° La première chose à rechercher, parce qu'elle est la plus simple à corriger, est l'hypermétropie que l'on découvre au moyen de verres convexes. Lorsqu'on met un verre convexe devant l'œil d une personne à vue normale, cette personne accuse une diminution de la perception des objets éloignés, elle devient myope; l'hypermétrope, au contraire, verra tout aussi bien ou même mieux.

On découvrira ainsi que la position de repos des yeux de cette personne est une position dans laquelle les rayons sortent en divergeant et que, pour rendre les rayons parallèles, il faut, ou bien un verre convexe, ou bien un petit effort d'accommodation.

Pour que l'on puisse accuser le petit effort d'accommodation d'être une cause de fatigue de l'œil, il faut que cet effort soit exprimé par un chiffre d'au moins une à deux dioptries. Un effort d'une demi-dioptrie peut bien être la source de fatigue chez des sujets nerveux et prédisposés, mais pas chez une personne robuste.

Les hypermétropes sont spécialement voués à la fatigue du réflexe d'accommodation, et ce sont eux surtout qui se plaignent d'une douleur frontale occasionnée par la lecture ou n'importe quel travail délicat; ce sont eux aussi qui se plaignent d'avoir par moments un brouillard devant les yeux qui les empêche absolument de rien voir. Ce brouillard est produit par le retour du cristallin à l'état de repos, état dans lequel la réfraction de l'œil s'oppose à ce qu'aucun objet ne puisse faire un foyer sur la rétine.

Enfin, ce sont encore les hypermétropes qui accusent la parésie accommodative, dans laquelle l'effort d'accommodation s'accomplit avec une si grande lenteur que les malades se plaignent d'avoir besoin d'un temps appréciable pour voir nettement les objets qu'ils regardent.

2° A côté de l'hypermétropie se placent toutes les innombrables variétés d'*astigmatismes* qui obligent le cristallin à des courbures de compensation plus fatigantes encore que les efforts permanents d'accommodation. La correction de l'astigmatisme par le cristallin est absolument indiscutable; la meilleure façon de le prouver est de se mettre devant son propre œil un verre cylindrique qui rend astigmate au début; petit à petit, l'astigmatisme se corrige et les lignes que l'on voyait les moins noires deviennent aussi noires que les autres. Cet effort de correction est une source de fatigue dont on se rend très bien compte par cette simple expérience.

Cependant, la correction de l'astigmatisme par des verres rencontre certaines difficultés pratiques.

Lorsqu'on cherche à corriger un astigmatisme déjà ancien qui est la cause de fatigue oculaire et qu'on trouve, soit par la skiascopie, soit par le tâtonnement, le numéro des verres cylindriques avec lesquels le malade voit bien, si on lui prescrit de porter ces verres toute la journée, il se plaint très rapidement d'être plus fatigué encore qu'avant. Cette fatigue tient à ce fait que, depuis très longtemps, le muscle ciliaire est habitué à se contracter irrégulièrement et à donner au cristallin une courbure de compensation; lorsque cette contraction irrégulière n'est plus nécessaire, elle se produit néanmoins encore par intervalles et, dans ces moments, il se produit un astigmatisme exclusivement cristallinien de forme inverse et qui devient une source de nouvelle fatigue rétinienne; il n'y a pas lieu de se préoccuper de cette fatigue secondaire, car petit à petit elle disparaît spontanément; il faut en général un mois pour qu'il n'en soit plus question.

Les astigmates sont aussi sujets que les hypermétropes à l'asthénopie accommodative, mais ils ont, en outre, très fréquemment, d'autres troubles tels que des sécrétions meïbomiennes anormales ou des larmoiements fréquents; il n'est pas rare d'observer des astigmates hyperopiques atteints de spasmes d'accommodation, tels qu'ils deviennent astigmates myopes en sens inverse et qu'ils voient mieux au premier abord avec des cylindres concaves qu'avec des cylindres convexes. Il faut savoir dépister ces cas parce que l'œil, en état de spasme, ne peut pas travailler longtemps et que les malades n'accepteront pas de porter les verres qui leur seront prescrits, bien qu'ils reconnaissent que ces verres corrigent momentanément leur réfraction. On ne saurait s'entourer de trop de précautions lorsqu'on prescrit des verres cylindriques, en raison des multiples causes d'erreur que l'on peut rencontrer et que nous n'avons pas à énumérer ici.

3° La myopie peut être une source de fatigue de deux façons différentes :

D'une part, lorsque le myope cherche à voir de loin, il portera constamment son accommodation au punctum remotum et fatiguera ainsi son appareil d'accommodation aux distances, ce qui pourra se traduire par un spasme de l'accommodation antagoniste, pour les objets rapprochés, ou par des troubles de l'accommodation aux distances.

D'autre part, il semble que les yeux myopes n'obéissent pas à la loi de Fechner, qui s'énonce ainsi : Les différences de sensations lumineuses sont proportionnelles aux logarithmes des intensités lumineuses. Les recherches de Cohn nous ont déjà appris il y a longtemps que certains enfants, issus de parents myopes et prédisposés à la myopie, sont atteints d'un léger degré d'héméralopie, c'est-à-dire que pour eux le rapport des variations de l'acuité visuelle et de l'éclairage n'est pas le même qu'à l'état normal.

Lorsque l'éclairage diminue un peu, l'acuité visuelle diminue beaucoup plus chez les prédisposés à la myopie qu'elle ne baisserait chez un enfant non prédisposé, et, par conséquent, lorsque l'éclairage aura diminué dans des proportions telles que, pour un œil normal, la distance nécessaire pour la vision nette soit réduite de moitié, par exemple, pour ces yeux pathologiques, la distance nécessaire pourra être réduite au tiers ou au quart de la distance primitive. Autrement dit, si l'on suppose une classe dans laquelle l'éclairage aura diminué de telle sorte que la majorité des élèves puisse ne plus voir distinctement qu'à 20 centimètres par exemple, il y aura dans cette classe un certain nombre d'élèves qui auront besoin de s'approcher à 10 centimètres ou même à 8 pour avoir encore une vision nette; et ces élèves-là seront voués à la myopie.

Ils étaient seulement prédisposés à la myopie, le travail les rend myopes (1).

Nous ne pouvons insister sur ces faits qui nous entraîneraient trop loin, nous nous bornerons à dire en quoi consiste la fatigue de l'œil myope.

Ici, nous avons à passer en revue presque toute la liste des types de fatigue. Quoi qu'on en pense dans le public, la myopie est loin d'être une bonne vue.

Les myopes qui ne portent aucun verre cherchent à voir à leur punctum remotum et au delà, ils tendent leur accommodation aux distances au maximum, et c'est cette vision aux distances pour laquelle leur œil n'est pas fait qui est une des principales sources de la fatigue; quelques-uns renoncent de bonne heure à regarder de loin, ils ne cherchent pas à reconnaître les personnes qu'ils rencontrent dans les rues, ils ne cherchent pas à voir les acteurs au théâtre et ils déclarent, déjà tout enfants, que les exercices de tir ne les amusent pas,

(1) On a incriminé successivement l'accommodation, la convergence et tous les mouvements des yeux comme facteurs du développement de la myopie. Pour nous, le développement de la myopie doit être expliqué de la façon suivante : Le travail dans de mauvaises conditions d'éclairage produit la fatigue. La fatigue engendre la vasodilatation de la région *ciliaire* où se passe l'effort d'accommodation et à son tour la vasodilatation de la région ciliaire s'accompagne d'une hypersécrétion de l'humeur aqueuse. L'hypertension détermine l'allongement de l'œil.

ceux-là ne se fatiguent pas et ils forment une catégorie de myopes très satisfaits de leur vue. Mais il y en a d'autres qui font des efforts pour voir, qui cherchent, par le clignement des paupières et la contraction des orbiculaires, à modifier la forme de leurs yeux, à en diminuer l'axe antéro postérieur, de sorte que, pendant de courts instants, en accommodant leur cristallin pour la vision aux distances, ils peuvent voir très bien. Ceux-là sont les myopes qui vont, un jour ou l'autre, éprouver des symptômes de fatigue oculaire. Cette fatigue peut se traduire par une parésie de l'accommodation aux distances telle que tout effort de fixation au loin deviendra pénible; chez d'autres, on observera des spasmes de l'accommodation antagoniste de sorte qu'une myopie spasmodique s'ajoutera à la myopie axile.

Quant aux myopes qui portent des verres correcteurs, il y en a deux catégories : les uns corrigent toute leur myopie, les autres ne la corrigent que partiellement. Ces derniers rentrent dans la catégorie des myopes qui ne portent pas de verres, car pour peu que l'on reste myope de 1 dioptrie seulement, le punctum remotum sera à 1 mètre et toute vision au delà de 1 mètre nécessitera les efforts dont nous avons parlé.

Ceux des myopes qui corrigent toute leur myopie ont raison de le faire, d'après nous, et ils peuvent ainsi arriver à éviter la fatigue oculaire, mais il faut encore s'entendre à ce sujet.

Si le myope n'a pas porté de lunettes correctrices jusqu'à 15 ou 20 ans et qu'à ce moment, lorsque son œil s'est déjà modifié et que les fibres longitudinales du muscle ciliaire ont déjà pris une prépondérance sur les fibres circulaires, on l'oblige à porter sans aucune transition des verres correcteurs, on augmentera ainsi très brusquement le travail des fibres peu développées et le malade se plaindra de sensations de fatigue. C'est petit à petit qu'il faut arriver à la correction totale, parce qu'il faut donner aux fibres circulaires du muscle ciliaire le temps de reprendre le développement que comporte leur fonctionnement normal; chez les enfants plus jeunes, on peut, sans difficulté, faire d'emblée la correction totale; quant aux adultes, nous pensons qu'il faut toujours essayer d'y arriver, mais qu'en pratique on sera souvent obligé d'y renoncer. Ceux qui auront eu l'énergie de surmonter toutes les fatigues que comporte cette correction seront à l'abri de complications graves du fait de leur myopie, les autres sont plus ou moins voués à la myopie progressive et à tous ses inconvénients (1).

Mais il y a une grosse pierre d'achoppement dans toute cette question de la correction de la myopie : lorsque celle-ci est un peu forte et qu'on emploie des verres concaves un peu épais; ces verres ont des actions prismatiques qui sont loin d'être négligeables aussitôt que le regard se porte en dehors de leur axe. Il résulte de là que les malades sont obligés de faire des efforts de convergence ou de divergence plus grands que s'ils n'avaient pas de verres; et pour éviter l'écueil de l'asthénopie accommodative, voilà des malades qui vont tomber dans celui de l'asthénopie de convergence.

On voit les sujets commencer par déplacer constamment leur pince-nez, par écarter les verres ou les rapprocher, puis ils finissent par les quitter en se frottant les yeux et, si on les observe à ce moment, ils ont le regard vague de la légère divergence.

On peut se demander s'il vaut la peine d'éviter aux malades l'asthénopie d'accommodation lorsqu'on leur donne à la place de l'asthénopie de convergence. Nous pensons que l'asthénopie de convergence apparaît surtout lorsqu'on n'a pas pris le soin de prescrire des verres bien centrés et lorsqu'on a toléré trop complaisamment

(1) Voir L. Dor. Correction totale ou partielle de la myopie ? *Prov. méd.*, fév.-mars 1899.

l'usage des pince-nez ordinaires dans lesquels les verres ont beau être bien centrés, à un moment donné, ils se décentrent aussitôt que les ressorts sont détendus par la chaleur que leur communique le nez.

Pour faire disparaître l'asthénopie de convergence, il suffit de faire porter des lunettes bien centrées ou des pince-nez spéciaux et par conséquent, il faut dire aux malades : corrigez toute votre myopie pour éviter les inconvénients de la myopie progressive, et si, après un ou deux mois de persévérance, la correction totale vous fatigue encore, cela tient à un mauvais centrage des verres et modifiez non le numéro des verres, mais leur centrage : d'ailleurs il sera toujours facile de se rendre compte si les fatigues dont se plaint le malade sont des fatigues d'accommodation ou des fatigues de convergence, et de lui donner des indications très précises sur la façon dont il faut modifier le centrage des verres suivant la formule :

Degré du prisme = Décentrage (1) × Dioptrie × 1.114.

4° Un quatrième groupe de malformations oculaires comprend les anisométropies. On appelle ainsi les cas dans lesquels il y a une différence entre les deux yeux, l'un étant par exemple myope, et l'autre hypermétrope, ou l'un hypermétrope et l'autre astigmate.

Dans ces cas, les images rétiniennes n'étant pas les mêmes, on éprouve de la difficulté à les fusionner pour la vision binoculaire ; mais, sous ce rapport, l'éducation joue un très grand rôle, et on est frappé de voir combien peuvent varier les deux yeux sans que la vision binoculaire soit supprimée pour cela.

5° A côté des troubles de réfraction, il y a toute une série de malformations congénitales de la musculature oculaire qui sont une cause d'asthénopie musculaire. Nous voulons parler d'insuffisances musculaires congé-

(1) Exprimé en centimètres et fractions de centimètre.

nitales. Nous renvoyons aux traités d'ophtalmologie pour l'étude de ces malformations qu'il serait vraiment trop long d'étudier ici. Mais il y a un autre chapitre qui manque complètement dans les traités d'ophtalmologie : c'est celui des malformations congénitales du système nerveux.

Combien de malades ne voit-on pas chez qui les troubles d'accommodation ou de convergence reconnaissent très nettement une origine centrale et non périphérique! Ces malades sont atteints de malformations congénitales du système nerveux ; ce sont ou bien des héréditaires ou bien des descendants d'alcooliques, de syphilitiques, d'arthritiques ou de tuberculeux, ce sont des dégénérés partiels; leur histoire est loin d'être écrite; il y a toute une série de maladies familiales, par exemple, telles que les paralysies des muscles droits, des muscles obliques ou des muscles ciliaires qui prendront rang un jour à côté des paralysies familiales de la paupière supérieure et des atrophies familiales des nerfs optiques. Beaucoup de malades que l'on appelle aujourd'hui des neurasthéniques sont en réalité non des malades, mais des infirmes; leurs cellules cérébrales n'ont jamais été bien conformées. Il est excessivement fréquent aussi de rencontrer des cas absolument légers de diverses psychoses où c'est un oculiste qui est consulté le premier, parce que les efforts d'attention visuelle sont ceux auxquels les malades peuvent le moins se soustraire et sont, par conséquent, ceux qui engendrent le plus vite la fatigue.

Le public extra-médical croit avoir fait un mot très spirituel en disant qu'il y a des personnes qui sont nées fatiguées et il ne se doute pas à quel point cette expression correspond à la réalité, car, après tout, être fatigué ne veut pas dire « avoir travaillé », mais bien « éprouver la sensation de fatigue ».

Nous renvoyons le lecteur, que ce point particulier pourrait intéresser, au chapitre intitulé : *La fatigue chez les fatigués* de l'ouvrage de M. Tissié dont nous avons déjà parlé.

Nous ne pouvons pas insister plus longuement sur ces questions malgré leur intérêt; nous résumerons tout ce que nous avons dit sur les malformations congénitales en rappelant que la fatigue apparaîtra plus vite dans deux cas :

1° Si les efforts sont doublés ou triplés avec un appareil nerveux normal : c'est le cas des anomalies de réfraction et des anomalies de la statique oculaire.

2° Si les efforts sont ce qu'ils doivent être, mais sont produits par un appareil nerveux préalablement affaibli : c'est le cas des anomalies congénitales nerveuses dont nous venons de parler.

III. — ROLE DES ALTÉRATIONS ACQUISES DE L'ŒIL ET DE L'ORGANISME

Toutes les altérations acquises de l'œil prédisposent cet organe à la fatigue, et nous devrions faire une étude complète de la pathologie oculaire si nous voulions énumérer les affections qui mettent l'œil en état de moindre résistance; mais, parmi les altérations acquises de l'œil, il y en a une qui, étant en quelque sorte physiologique, doit rentrer dans notre cadre, nous voulons parler de la presbyopie. Le pouvoir accommodateur du cristallin diminue avec l'âge d'une façon tellement régulière que l'on a pu dresser des tables sur lesquelles on trouve l'amplitude cristallinienne correspondant à chaque âge. D'une façon schématique, il suffit de se rappeler que, chez un emmétrope, il devient nécessaire de prescrire des verres de 1, 2, 3 et 4 dioptries pour les âges suivants : 50, 60, 70 et 80. Toute personne, préalablement hypermétrope, doit ajouter à ces chiffres le nombre de dioptries correspondant à son hypermétropie, et tout myope doit retrancher le nombre de dioptries correspondant à sa myopie, de sorte qu'un myope de 4 dioptries arrivera théoriquement jusqu'à 80 ans sans avoir besoin de verres. C'est de ce fait qu'est née la légende d'après laquelle la myopie s'améliore avec l'âge. Le public est frappé de voir certaines personnes âgées lire sans lunettes et, comme il est simpliste, il dit que la vue s'est améliorée, alors qu'en règle générale elle a au contraire baissé.

On voit donc que s'il y a des numéros correspondant très exactement à certains âges, il faut toujours s'enquérir de l'état de réfraction antérieur de l'œil pour savoir si l'on doit retrancher ou ajouter quelque chose aux chiffres des tableaux. Faute de cette précaution, on s'expose à porter des verres trop faibles ou des verres trop forts.

On comprend bien l'inconvénient qu'il peut y avoir à porter des verres trop faibles, puisque cela équivaut à ne pas corriger toute la presbyopie, mais il est plus difficile de comprendre en quoi des verres trop forts peuvent nuire à la vue; cependant le fait n'est pas niable. L'explication qui nous semble rationnelle, au moins dans le cas d'hypermétropie préexistante, c'est qu'avec des verres trop forts, le malade cherche à voir au punctum remotum, étant habitué depuis longtemps à travailler plutôt de loin que de près, et, comme l'accommodation aux distances ne fonctionne plus chez l'hypermétrope en raison de son inutilité et du fait de l'atrophie des fibres longitudinales du muscle ciliaire, les efforts de travail au punctum remotum seront rapidement une source de fatigue. Il doit se produire chez l'hypermétrope devenu presbyte et qui travaille avec des verres convexes trop forts une fatigue absolument analogue à celle que l'on rencontre chez les myopes non corrigés et auxquels on impose d'emblée des verres correcteurs de toute la myopie.

Dans le premier cas, c'est l'accommodation aux distances qui a cessé de fonctionner et que l'on veut utiliser à nouveau, et, dans le second cas, c'est l'accommodation pour les objets rapprochés qui s'est engourdie, ainsi qu'il est facile de le comprendre, puisque le myope non corrigé ne fait aucun effort d'accommodation lorsqu'il porte ses regards à partir de son punctum remotum jusqu'à l'infini.

Quoi qu'il en soit, l'expérience nous apprend que les presbytes doivent porter le numéro du verre qui correspond à leur presbyopie et qu'ils ne doivent porter ni un numéro trop faible ni un numéro trop fort sous peine d'éprouver des manifestations de fatigue oculaire.

La presbyopie étant une altération acquise de l'œil qui se produit chez tout le monde, avec une constance absolue, nous avons commencé par l'étude de cette altération; mais toutes les modifications acquises qui surviennent dans l'appareil visuel, autant dans l'organe oculaire que dans les sphères nerveuses de la vision, sont une cause occasionnelle de fatigue oculaire.

Il est inutile que nous rappelions, tant la chose est évidente, que toute kératite, toute conjonctivite, toute iritis, toute lésion du cristallin, de la rétine, de la choroïde et même de la sclérotique, s'accompagne de susceptibilité spéciale à la fatigue, et que toutes les diverses manifestations du surmenage visuel, la photophobie, le blépharospasme, l'asthénopie de convergence, d'accommodation et d'attention visuelle, l'hyperesthésie, l'anesthésie et les paresthésies peuvent se rencontrer au cours des principales maladies des yeux comme des phénomènes tellement fréquents qu'ils constituent presque des symptômes de l'affection qu'ils accompagnent.

A côté des maladies locales des yeux, nous devons mentionner aussi l'influence considérable des maladies générales de l'organisme qui agissent en déprimant les sphères nerveuses de la vision et peuvent également être la cause occasionnelle de toutes les manifestations de la fatigue oculaire.

En première ligne se placent les maladies infectieuses; celles qui sont aiguës donnent des symptômes très passagers et que l'on attribue nettement à la cause qui les a engendrés; ils sont, par conséquent, rarement une source de préoccupation pour les malades. Mais les maladies infectieuses chroniques, parmi lesquelles nous citerons la syphilis, la tuberculose, le rhumatisme, le paludisme, sont une cause de débilitation dont il faut tenir le plus grand compte et qui suffisent à expliquer bien souvent des symptômes de fatigue à la suite d'un travail peu important.

A côté des maladies infectieuses viennent se ranger toutes les maladies dystrophiques qu'il nous est impossible d'énumérer ou de classer au point de vue spécial de leur influence sur la genèse de la fatigue.

Disons seulement que le médecin doit toujours rechercher en présence d'un malade qui se plaint de fatigue oculaire jusqu'à quel point les symptômes ont pu être exagérés par l'existence préalable d'un état anémique, chlorotique, arthritique, par une intoxication alcoolique, nicotinique, morphinique, ou par des auto-intoxications d'origine gastrique, intestinale, biliaire, urinaire, pulmonaire, thyroïdienne, génitale ou surrénale.

Quant à l'influence des états hystériques, épileptiques, neurasthéniques, des psychoses et de toutes les affections du système nerveux lui-même, il est absolument banal de dire qu'elle est considérable. Les symptômes de fatigue oculaire sont tellement communs chez les neurasthéniques qu'ils sont souvent considérés comme des symptômes de neurasthénie et que l'auteur qui écrirait un ouvrage sur la neurasthénie oculaire aurait à énumérer tous les symptômes de fatigue et de surmenage que nous avons mentionnés. Les neurasthéniques étant par définition des « débiles nerveux », il est de toute évidence qu'ils doivent présenter, plus que d'autres, des symptômes de fatigue, puisque celle-ci survient chez eux à l'occasion du plus léger effort, mais nous pensons que l'on aurait tort de décrire comme des symptômes neurasthéniques les diverses manifestations de la fatigue qui peuvent survenir chez tout le monde, sous le prétexte qu'elles sont presque constantes chez les neurasthéniques et qu'elles surviennent chez ces malades sans avoir été précédées d'un surmenage apparent; il y a là des distinctions de mots, si l'on veut, mais il est impossible de tomber d'accord sur les états morbides si tout le monde n'emploie pas les termes médicaux avec un sens identique et si les mots ne sont pas exactement définis. Ainsi, nous acceptons fort bien que l'on appelle, par abréviation, neurasthénie oculaire les symptômes de la fatigue oculaire et du surmenage visuel lorsqu'ils surviennent chez des neurasthéniques; mais lorsque ces mêmes symptômes surviennent chez des sujets qui ne sont pas des neurasthéniques, nous n'acceptons pas que l'on substitue le terme de neurasthénie à celui de fatigue et qu'au lieu de dire : « fatigue oculaire et surmenage visuel chez un arthritique, un intoxiqué ou un prédisposé quelconque par hypermétropie, myopie ou presbyopie », on dise dans ces cas encore : « neurasthénie oculaire », sous le prétexte que les symptômes sont les mêmes que ceux que l'on rencontre dans la neurasthénie.

Les symptômes sont évidemment identiques, puisque, dans un cas comme dans l'autre, il s'agit des diverses manifestations de la fatigue et du surmenage, et il n'y a pas de symptômes spéciaux propres à la neurasthénie oculaire, mais la genèse de ces symptômes diffère, leur pronostic, leur traitement n'est pas le même suivant qu'ils sont survenus chez des neurasthéniques vrais ou chez des sujets prédisposés à la fatigue par toutes les autres causes prédisposantes que nous avons énumérées; et ces raisons sont suffisantes pour justifier la distinction que nous tenons à établir entre ce que l'on peut appeler la neurasthénie oculaire et ce que l'on doit appeler la fatigue oculaire et le surmenage visuel.

IV. — ROLE DU SURMENAGE PROPREMENT DIT

Après avoir énuméré les innombrables causes prédisposantes que nous avons citées, les malformations congénitales de l'œil et du système nerveux, et les maladies acquises de l'organe visuel et de l'organisme tout entier, et après avoir montré que bien souvent un travail en apparence insignifiant était suffisant pour donner naissance aux manifestations de la fatigue à cause d'un état pathologique préexistant, nous devons nous demander quelle est la proportion des cas de fatigue oculaire qui surviennent chez des prédisposés et de ceux qui surviennent sous la seule influence du surmenage chez des non-prédisposés. Or, cette question est bien délicate, car il faudrait pouvoir être certain que les sujets que l'on considère comme normaux n'ont aucune espèce de tare, et que l'apparition de la fatigue que l'on observe chez eux n'a été favorisée par aucune cause prédisposante.

Si l'on se reporte à l'énumération que nous avons faite des tares prédisposantes à la fatigue, on se demandera quel est le sujet chez lequel on ne pourra pas dire qu'il n'y a pas, soit un peu d'arthritisme, soit une auto-intoxication, soit un état nerveux héréditaire, soit un peu d'hypermétropie, d'astigmatisme, d'insuffisance de convergence, ou une maladie infectieuse chronique quelconque : Un enfant? mais c'est chez l'enfant que l'on observe des troubles de la croissance les plus débilitants; un adolescent? mais chez lui la puberté est une source de troubles nerveux; un vieillard? mais la presbyopie commence à 42 ans, l'acuité visuelle diminue en suivant une courbe descendante que l'on a pu mesurer. Ne parlons pas des femmes, car chez elles la menstruation, la grossesse, la ménopause sont des causes de profonde dépression. Il ne reste alors que les hommes jeunes de 25 à 40 ans ; c'est dans ce groupe qu'il faut choisir des individus qui n'ont aucune maladie chronique infectieuse ou diathésique, aucune intoxication et aucune malformation congénitale des yeux et rechercher dans quelles limites de tels sujets peuvent user de leur appareil visuel sans éprouver de manifestations de fatigue oculaire et de surmenage visuel. Mais il faut considérer encore un facteur : c'est la lumière, facteur extérieur à l'organisme ; il faut que le travail à accomplir n'exige ni la limite de l'acuité visuelle, ni celle de la distinctibilité ; il faut que l'éclairage soit exactement proportionné au genre de travail à exécuter.

On le voit, le problème est bien complexe et il est absolument impossible de dire d'une façon précise à quel moment commencera, pour un sujet normal, la fatigue physiologique et à quel moment cette fatigue deviendra du surmenage. Les limites varient dans des proportions considérables et depuis le neurasthénique, que le moindre effort fatigue, jusqu'à certains organismes exceptionnellement résistants qui déclarent ignorer totalement les symptômes de la fatigue oculaire, on observe tous les états intermédiaires et ce qui est une cause de surmenage pour l'un ne l'est plus pour l'autre ; bien plus, certains travaux peuvent fatiguer certains sujets que d'autres sujets accomplissent sans peine, et ces derniers à leur tour sont vite fatigués dans des cas où les premiers se montrent plus résistants.

En un mot, si l'on nous demande à quel moment commencera le surmenage visuel pur, dans un organisme normal, nous ne pouvons répondre qu'une chose : c'est que cela dépendra de chaque cas particulier, que ce qui constitue une simple fatigue pour un sujet donné est un surmenage pour un autre et peut ne pas même être une fatigue pour un troisième.

V. — TRAITEMENT ET PROPHYLAXIE

Le traitement de la fatigue oculaire est le repos de l'organe de la vue ; mais, après les considérations que nous avons développées sur le rôle des prédispositions de l'organisme dans la genèse de la fatigue et du surmenage, on comprendra facilement qu'il y a tout un côté therapeutique qui peut se résumer en ces mots : correction des malformations congénitales ou acquises, guérison des maladies prédisposantes, et un côté prophylactique qui est l'entraînement par un exercice rationnel des fonctions affaiblies.

I. — REPOS

Le repos s'obtient, soit par la cessation absolue de tout travail, soit par le changement de travail. C'est ainsi que, dans certains cas où l'appareil visuel tout entier est fatigué, il faudra prescrire l'inaction, mais, en règle générale, c'est l'un des réflexes oculaires qui est fatigué, alors que les autres ne le sont pas.

Si les réflexes d'accommodation et de convergence sont le siège de phénomènes spasmodiques ou parétiques, il faut interdire le travail de près, la lecture et la couture, mais il n'y a aucune raison pour interdire le regard au loin, la contemplation de grands horizons et le retour des yeux au parallélisme.

Si c'est le réflexe du regard latéral qui est le siège de la fatigue, il faudra interdire les promenades dans des agglomérations urbaines, mais il n'y aura aucune raison pour interdire la lecture.

Si l'on se trouve en présence d'un cas de fatigue du réflexe d'attention visuelle, il faudra interdire tout travail suivi, mais il ne sera pas nécessaire de priver les yeux de lumière et de supprimer les réflexes iriens et pigmentaires ; si, au contraire, on se trouve en présence de photophobie et d'exagération des réflexes palpébraux et iriens, il faudra éviter au malade tout changement d'éclairage, mais on pourra lui permettre l'attention visuelle : d'ailleurs, sous ce rapport, les malades sont guidés par les sensations qu'ils éprouvent et ils accusent spontanément soit la lumière trop vive, soit la lumière trop faible, soit l'attention visuelle, soit le regard latéral, soit le regard au loin, soit le regard de près d'être la source de leur fatigue, et il suffira de leur interdire le travail qui est pour eux la source de la fatigue, en leur conseillant de changer leurs occupations. Une fois que les symptômes auront disparu, il faudra s'enquérir des conditions dans lesquelles les malades travaillaient et savoir s'ils n'avaient pas la prétention d'adapter leurs yeux à des éclairages trop vifs ou trop faibles auxquels nous ne pouvons pas nous adapter, s'ils ne cherchaient pas à voir des objets plus petits que ceux que leur acuité visuelle ne le leur permet, et s'ils ne voulaient pas accommoder et converger plus que leur cristallin et leurs muscles droits ne peuvent le faire. Sous ces réserves, on pourra permettre aux malades de reprendre leurs occupations.

Ainsi la question du traitement est excessivement simple en principe.

II. — CORRECTION DES MALFORMATIONS, RECHERCHE DE LA CAUSE OCCASIONNELLE

En pratique, on se heurte à la difficulté de diagnostiquer la cause occasionnelle de la fatigue, et on n'obtiendra cependant de véritable guérison que si l'on trouve cette cause et si l'on arrive à la supprimer.

La première enquête à laquelle on doit se livrer est l'examen méthodique de la réfraction, et si l'on trouve une forte hypermétropie ou un astigmatisme très prononcé, on peut se déclarer satisfait.

Si les anomalies de la réfraction sont faibles, il ne faut pas négliger de les corriger, mais il ne faut pas considérer que l'on a terminé sa tâche ; car, sauf chez les neurasthéniques, les faibles anomalies de réfraction ne peuvent provoquer de fatigue que s'il y a à côté d'elles d'autres causes générales de dépression de l'organisme.

Il faut alors passer en revue les malformations héréditaires, musculaires ou nerveuses, que nous avons mentionnées, et si l'on ne trouve aucune tare héréditaire, il faut penser à une tare acquise.

Le champ des investigations est extrêmement vaste. Après avoir cherché s'il n'y a aucune maladie infectieuse chronique, il faut songer à tous les états diathésiques et attacher une grande importance aux intoxications et aux auto-intoxications. Ces dernières peuvent être d'origine gastrique, intestinale, biliaire, urinaire, pulmonaire, thyroïdienne ou génitale, pour ne parler que des plus connues ; il faut, chez l'enfant, tenir grand compte des croissances rapides, chez la femme penser aux troubles menstruels et chez les adolescents à l'éclosion de la puberté ; il faut, en somme, faire preuve d'esprit critique et savoir accorder aux choses l'importance qu'elles méritent, sans l'exagérer ni l'amoindrir.

Une hygiène particulière sera prescrite selon le cas que l'on aura observé et l'on saura si l'on a fait un diagnostic exact lorsque les symptômes auront disparu, selon l'adage : *Naturam morborum ostendunt curationes.*

Ces indications générales suffisent pour le côté purement thérapeutique.

III. — PROPHYLAXIE

Reste la question prophylactique, l'entraînement rationnel des fonctions affaiblies. C'est là qu'il faut savoir montrer le plus de tact médical.

On peut prescrire l'entraînement à tout âge, mais on

n'en obtiendra pas toujours les mêmes résultats; c'est évidemment chez l'enfant qu'il faut développer les organes par l'exercice et c'est chez eux que l'on doit persévérer. Si l'on attend l'âge adulte, l'entrainement même méthodique d'une fonction depuis longtemps affaiblie aboutira plus fréquemment à la fatigue et au surmenage et souvent sans aucun profit pour la fonction.

Les exemples à l'appui de ces dires abondent et viennent à l'esprit de chacun.

Sur quel autre principe reposerait la guérison du strabisme chez les enfants par l'occlusion du bon œil et les exercices stéréoscopiques après correction des anomalies de réfraction, sinon sur la mise en activité d'une fonction non développée : le réflexe de convergence qui préside à l'association des deux yeux et rend possible la vision binoculaire. Or, chacun sait que si l'on attend l'âge adulte, il n'est plus possible, même au prix d'efforts soutenus, de réveiller cette fonction définitivement endormie.

La correction totale de la myopie donne lieu aux mêmes considérations. Les enfants la supportent très bien, parce que leur muscle ciliaire n'a pas encore subi les atrophies partielles et les hypertrophies qui sont la conséquence de la vision avec un œil myope; si l'on attend l'âge adulte pour faire cette correction totale, on se heurte trop souvent à une impossibilité, pour les malades, de surmonter les efforts qu'ils ont à faire parce que les fibres circulaires de leurs muscles ciliaires sont définitivement atrophiées et qu'elles ne peuvent pas reprendre leurs fonctions; aussi conseillerons-nous toujours de faire la correction totale de bonne heure, parce qu'elle est alors bien supportée, et qu'un œil rendu emmétrope par le port de verres concaves appropriés ne subira pas les atrophies et les hypertrophies musculaires des yeux non corrigés et sera mis ainsi à l'abri des désordres graves qui sont l'aboutissant des fortes myopies.

Nous avons rencontré des malades âgés de 50 ans qui

ont pu supporter la correction et dont la myopie s'est dès lors immédiatement arrêtée, mais il y en a aussi à cet âge qui, après avoir essayé la correction totale, ont eu pour tout résultat une plus grande fatigue des yeux.

La correction de l'astigmatisme nous fournit un exemple très comparable à celui de la myopie. Les enfants supportent cette correction merveilleusement; mais les adultes, bien qu'ils aient par les verres cylindriques une amélioration momentanée de l'acuité visuelle, ne peuvent très souvent pas s'habituer aux verres prescrits et il faut un véritable entraînement pour arriver au résultat désiré.

Dans le traitement de la fatigue oculaire, il faut songer non seulement au traitement actuel des manifestations de la fatigue, mais il faut songer à l'avenir, savoir: que si l'on néglige de faire fonctionner normalement toutes les parties de l'œil et si on laisse s'endormir certaines fonctions, il arrivera un jour où des fatigues nouvelles surviendront du fait seul de ces atrophies, et il faut, par des exercices d'entraînement, rendre les fonctions plus résistantes à la fatigue.

Nous ne voulons pas prendre l'un après l'autre tous les réflexes visuels et dire en quoi consiste pour chacun d'eux la mise au repos d'une part et l'entraînement rationnel d'autre part. Il nous suffira de prendre des exemples pour que l'on puisse les appliquer à tous les cas.

Voici comment se poserait pour chacun d'eux la question : Une personne se plaint de photophobie et porte des lunettes noires; doit-on l'engager à continuer à porter des lunettes ou, au contraire, à s'aguerrir contre la sensation photophobique par un entraînement méthodique. On peut passer ainsi en revue tous les réflexes visuels et la question reviendra toujours à celle-ci : lorsqu'une personne est sensible au froid, doit-on la mettre dans du coton ou bien, au contraire, l'aguerrir contre le froid? ou à celle-ci : lorsqu'un enfant est paresseux, doit-on diminuer son travail ou l'augmenter? Les maîtres d'école auront très vite répondu : « il faut doucher l'enfant sensible au froid et lui donner des pensums supplémentaires s'il est paresseux » ; mais s'il s'agissait de vieilles femmes au lieu d'enfants, la voix populaire dirait : cette personne est sensible au froid, fermez toutes les croisées et couvrez-la de duvet; cette autre ne peut plus faire le travail qu'elle faisait, aidons-la à le faire.

La voix du peuple a-t-elle toujours raison? Certes non, mais il y a cependant un fond de vérité dans ses accents.

Lorsqu'il s'agit d'enfants, en effet, en règle générale, nous pensons aussi qu'il faut plutôt chercher à les aguerrir ; et lorsqu'il s'agit de personnes âgées, nous sommes d'avis que ces tentatives ne sont plus possibles, mais ces règles générales, nous sommes les premiers à ne pas les observer dans une foule de cas particuliers.

IV. — RÉSUMÉ

Il ressort de tout ce que nous venons de dire que nous ne pouvons pas formuler de règle générale de traitement.

Nous dirons seulement, en résumé, qu'il nous semble rationnel de chercher à aguerrir les enfants contre les sensations qu'ils éprouvent et à fortifier chez eux par l'exercice les fonctions paresseuses, mais qu'il faut, dans cet entraînement, apporter une extrême prudence et savoir discerner à temps les cas où l'on fait fausse route et où il importe de prescrire, même chez les enfants, la suspension provisoire du travail.

La ligne de conduite que nous croyons devoir suivre chez les adultes est de rechercher avec eux la cause occasionnelle de leur fatigue et de diminuer autant qu'il est possible l'influence nocive de cette cause occasionnelle.

Enfin, chez les personnes âgées, il faut conseiller le repos des fonctions paresseuses, même si ce repos a pour effet d'augmenter la paresse, parce que la lutte serait trop fatigante et qu'il est trop tard pour faire de l'entraînement.

TABLE DES MATIÈRES

PARIS. — IMPRIMERIE F. LEVÉ, RUE CASSETTE, 17

Atlas-Manuels de Médecine coloriés

COLLECTION NOUVELLE DE VOLUMES IN-16

Illustrés de très nombreuses planches coloriées

Reliés en maroquin souple, tête dorée.

Cette collection constitue une innovation des plus heureuses comme méthode d'enseignement par les yeux. En publiant ces atlas en dix langues, on a pu établir des aquarelles irréprochables au point de vue scientifique et artistique, et les reproduire par les procédés les plus perfectionnés La dépense étant repartie sur 10 editions, on a pu, tout en employant les procédés les plus coûteux, établir chaque atlas a un prix dix fois inférieur à ce qu'aurait coûté toute publication du même genre isolée.

Atlas-Manuel des Bandages, par Alb. Hoffa, professeur à l'Université de Wurzburg. Edition française par P. Hallopeau. 1 vol. in-16, 200 p, avec 118 planches tirées en couleur. 10 fr.

Atlas-Manuel de Chirurgie opératoire, par O. Zuckerkandl. Edition française par A. Mouchet. Préface par le Dr Quenu, professeur agrégé à la Faculté de médecine de Paris. 2e édition. 1 v. in-16 de 268 p. avec 24 planches coloriées et 271 fig. 16 fr.

Atlas-Manuel de Diagnostic clinique, par C. Jakob. Édition française par les Dr A. Letienne et Ed. Cart. 1899, 2e édition. 1 vol. in-16 de 356 p., avec 68 planches coloriées et 75 fig. 15 fr.

Atlas-Manuel des Fractures et Luxations, par le professeur Helferich. Edition française par le Dr P. Delbet. 1 vol. in-16 de 324 pages, avec 64 planches coloriées.......... 16 fr.

Atlas-Manuel des Maladies du Larynx, par L Grunwald. Edition française par le Dr Castex, chargé du cours de laryngologie à la Faculté de médecine de Paris, et P. Collinet. 1 vol. in-16 de 255 pages, avec 44 planches coloriées.......... 14 fr.

Atlas-Manuel des Maladies externes de l'Œil, par O. Haab. Edition française par A. Terson. 1 vol. in-16, 300 pages avec 40 planches chromolithographiques contenant 76 figures coloriées et 6 figures dans le texte.. 15 fr.

Atlas-Manuel des Maladies Vénériennes, par le professeur Mracek. Edition française par le Dr Emery. 1 vol. in-16 avec 71 planches coloriées.. 20 fr.

Atlas-Manuel de Médecine legale par le professeur Hofmann, de Vienne. Edition française par le Dr Vibert, médecin-expert près le tribunal de la Seine. Préface par le professeur P. Brouardel, doyen de la Faculté de médecine de Paris. 1 vol. in-16 de 170 p., avec 56 planches coloriées et 193 fig.................... 18 fr.

Atlas-Manuel d'Ophtalmoscopie, par le professeur O. Haab, professeur de la clinique ophtalmologique à l'Université de Zurich. Edition française par le Dr A. Terson. 1 vol. in-16 de 279 pages, avec 64 planches coloriées...................... 14 fr.

Atlas-Manuel du Système nerveux à l'état normal et pathologique, par C. Jakob. Edition française par le Dr Rémond, professeur de clinique des maladies mentales à la Faculté de Toulouse. 1 vol. in-16 de LXXVIII-220 p. avec 78 planches coloriées. 15 fr.

5531-99 — Corbeil. Imprimerie Ed. Crété.

Made in the USA
Monee, IL
04 November 2026

67388655R10059